U0325122

现代护理学进展

XIANDAI HULIXUE JINZHAN

鞠 萍 编著

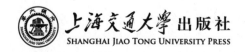

上海交通大学出版社
SHANGHAI JIAO TONG UNIVERSITY PRESS

内容提要

本书以循证护理为理论基础，主要讲解了神经系统、心血管系统、呼吸系统、消化系统、泌尿系统以及内分泌系统疾病的护理内容，重点对护理评估、常见护理问题、护理措施和健康指导进行了阐述。本书叙述清晰，重点突出，可以为广大的护理工作者和护理教学工作者提供重要参考。

图书在版编目（CIP）数据

现代护理学进展 / 鞠萍编著. -- 上海 ： 上海交通
大学出版社，2023.10
　　ISBN 978-7-313-29061-8

Ⅰ. ①现⋯ Ⅱ. ①鞠⋯ Ⅲ. ①护理学 Ⅳ. ①R47

中国国家版本馆CIP数据核字（2023）第125138号

现代护理学进展
XIANDAI HULIXUE JINZHAN

编　　著：鞠　萍

出版发行：上海交通大学出版社　　　　地　　址：上海市番禺路951号

邮政编码：200030　　　　　　　　　　电　　话：021-64071208

印　　制：广东虎彩云印刷有限公司

开　　本：710mm×1000mm　1/16　　经　　销：全国新华书店

字　　数：208千字　　　　　　　　　　印　　张：12

版　　次：2023年10月第1版　　　　　插　　页：2

书　　号：ISBN 978-7-313-29061-8　　印　　次：2023年10月第1次印刷

定　　价：198.00元

版权所有　侵权必究

告读者：如发现本书有印装质量问题请与印刷厂质量科联系

联系电话：010-84721811

◎鞠　萍

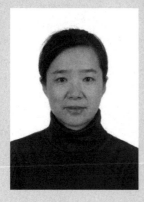

　　副主任护师，毕业于济宁医学院护理学专业。现就职于山东青岛中西医结合医院，兼任中华中医药学会护理专业委员会委员、山东省中医药学会护理专业委员会常务委员、山东省中西医结合学会护理专业委员会常务委员等。擅长内科护理、护理管理。曾获青岛市"三八红旗手"等荣誉称号。发表论文9篇，出版著作2部，获国家专利5项，承担科研课题3项。

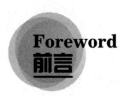

Foreword
前言

随着现代医学的快速进步,护理学已发展成为一门综合性应用学科,护理质量的优劣直接反映了医疗水平的高低。从南丁格尔创立护理专业之日起,护理工作便与人道主义精神、体贴患者、关爱生命的职业道德密切联系在一起,它作为医疗服务重要的组成部分,对提升医疗服务的质量起着重要的作用。目前,在各级医院中广泛存在着护士经验不足、知识缺乏的年轻化现象,这导致医疗护理水平的提高出现了瓶颈;且随着生活水平的提高,人们对护理的专业标准提出了更高的要求。为了满足这一要求,进一步科学规范护理操作及疾病常规护理,切实提高护理质量与护理水平,保障患者安全,推进护理事业的发展,特编写了这本《现代护理学进展》。

本书共 6 章,以循证护理为理论基础,结合国内外最新的科学研究成果,主要讲解了神经系统、心血管系统、呼吸系统、消化系统、泌尿系统以及内分泌系统疾病的护理内容,并重点对护理评估、常见护理问题、护理措施和健康指导进行了阐述。本书不仅描述了疾病护理内容,还论述了疾病的病因与发病机制、病理生理、临床表现、诊断和治疗等。

编写过程中,为了突出先进性、科学性和实用性,本书充分吸收了近几年的护理新理论和新技术,目的在于使之成为一本既贴近临床护理工作实际需求,又迎合护理学发展趋势的护理学书籍。本书内容丰富,方便查阅,且易于掌握,同时包含了较为全面的疾病知识与实际护理操作。希望本书可以为从事护理及相关医学事业的工作者提供重要参考,为培养更多的医学护理人才作出贡献。

由于护理学仍处于发展阶段,其知识日新月异,加之学识水平及自身经验有限,书中存在的疏漏或不当之处,希望广大读者见谅,并提出意见和建议,以便后期学习和修正。

鞠　萍

山东青岛中西医结合医院

2023 年 4 月

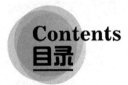

Contents
目录

第一章　神经系统疾病护理 ………………………………………………… (1)

　第一节　脑梗死 …………………………………………………………… (1)

　第二节　脑出血 …………………………………………………………… (9)

　第三节　蛛网膜下腔出血 ……………………………………………… (16)

　第四节　病毒性脑膜炎 ………………………………………………… (22)

第二章　心血管系统疾病护理 …………………………………………… (28)

　第一节　心绞痛 ………………………………………………………… (28)

　第二节　心肌炎 ………………………………………………………… (35)

　第三节　急性心包炎 …………………………………………………… (42)

　第四节　心力衰竭 ……………………………………………………… (45)

第三章　呼吸系统疾病护理 ……………………………………………… (54)

　第一节　支气管哮喘 …………………………………………………… (54)

　第二节　支气管扩张 …………………………………………………… (57)

　第三节　慢性阻塞性肺疾病 …………………………………………… (62)

　第四节　肺炎 …………………………………………………………… (70)

　第五节　呼吸衰竭 ……………………………………………………… (83)

第四章　消化系统疾病护理 ……………………………………………… (95)

　第一节　消化性溃疡 …………………………………………………… (95)

　第二节　急性胰腺炎 ………………………………………………… (109)

第三节 慢性胰腺炎 ……………………………………………… (120)

第四节 肝硬化 ……………………………………………………… (124)

第五章 泌尿系统疾病护理 ………………………………………… (132)

第一节 急性肾小球肾炎 ………………………………………… (132)

第二节 慢性肾小球肾炎 ………………………………………… (136)

第三节 急进性肾小球肾炎 ……………………………………… (140)

第四节 肾病综合征 ……………………………………………… (145)

第六章 内分泌系统疾病护理 ……………………………………… (152)

第一节 甲状腺功能亢进症 ……………………………………… (152)

第二节 甲状腺功能减退症 ……………………………………… (157)

第三节 糖尿病 …………………………………………………… (162)

第四节 肥胖症 …………………………………………………… (174)

第五节 痛风 ……………………………………………………… (180)

参考文献 ……………………………………………………………… (185)

第一章

神经系统疾病护理

第一节 脑 梗 死

脑梗死又称缺血性脑卒中,是指因脑部血液循环障碍,导致局部脑组织缺血、缺氧性坏死,而出现相应神经功能缺损的类临床综合征。脑梗死是脑卒中最常见的类型,占 70%～80%。

缺血性脑卒中的分型方法很多,当前国际广泛使用 TOAST 病因分型。TOAST 是一项缺血性脑卒中亚型流行病学研究,将缺血性脑脑卒中分为大动脉粥样硬化型、心源性栓塞型、小动脉闭塞型、其他明确病因型和不明原因型等五型脑卒中。对缺血性脑卒中患者进行病因分型有助于判断预后、指导治疗和选择二级预防措施。

牛津郡社区卒中计划(Oxfordshire community stroke project,OCSP)的分型将其分为四型:全前循环梗死(total anterior circulation infarction,TACI)、部分前循环梗死(partial anterior circulation infarction,PACI)、后循环梗死(posterior circulation infarction,POCI)和腔隙性脑梗死,该分型更适宜于临床工作的需要,有助于对急性脑卒中的治疗。

一、临床表现

(一)发病形式

突然或迅速发病,一般在 24 小时内达到症状高峰,也可以逐渐进展或阶梯性进展。

（二）局灶神经系统症状

认知功能障碍（失语、幻视），肢体无力或动作不协调，脸部肌肉无力（口角下垂、流涎），肢体和（或）脸部麻木，脑神经麻痹等。

（三）全脑症状和体征

头痛、恶心和呕吐，精神状态的改变（晕厥、癫痫发作、昏迷），血压升高和生命体征异常。

二、辅助检查

（一）经颅多普勒超声

检查颅内外脑血管是否存在严重狭窄或闭塞，判断颅内外血管闭塞后侧支代偿及闭塞血管再通情况。

（二）颈动脉彩超

检查颅外颈部血管，包括颈总动脉、颈内动脉、颈外动脉、锁骨下动脉和椎动脉颅外段，可发现颈部大血管内膜增厚、动脉粥样硬化斑块、血管狭窄或闭塞。

（三）头颅和颈部核磁血管成像

根据管腔直径减少和信号丢失可检查颅内和颈部血管的严重狭窄和闭塞。

（四）头颅和颈部 CT 血管成像

了解颅内外大血管有无狭窄、钙化斑块及其程度、范围。

（五）选择性数字减影血管造影

动脉内溶栓时（急诊即刻安排）、拟行血管内成形术、颈动脉内膜剥脱术、搭桥术，或经无创检查（TCD、颈动脉彩超、MRA 或 CTA）仍不能明确诊断时进行。选择性数字减影血管造影是明确血管病变的最可靠方法。

（六）心电图

了解是否有房颤等心律不齐改变或脑梗死后心脏改变。

（七）超声心动图

检查心脏结构、功能及是否有附壁血栓。

（八）经食管超声（TEE）

能发现心脏和主动脉弓栓子源，尤其对年轻脑梗死患者找不到其他病因时，TEE 有时能发现潜在的右向左分流的卵圆孔未闭。

(九)血液常规检查

血脂、血糖、血小板计数、INR、纤维蛋白原。

(十)液特殊检查

抗心磷脂抗体、同型半胱氨酸、S蛋白、C蛋白和动脉炎抗体等的检查。

三、治疗原则

治疗原则包括整体治疗、根据病因分类治疗和特殊治疗(溶栓、抗凝、降纤、神经保护剂、中医中药)。

(一)整体治疗

(1)患者平卧有助于脑灌注,尤其有基底或颈内动脉等大血管闭塞者。

(2)维持呼吸道通畅,鼻导管吸氧。

(3)避免高血糖,空腹血糖≥11.1 mmol/L(200 mg/dL)时应该使用胰岛素。

(4)控制体温在正常水平,38 ℃以上应给予物理和药物降温。

(5)不能经口喂食者给予鼻饲,以维持机体营养需要和避免吸入性肺炎。

(6)尽量使用生理盐水,维持水和电解质平衡。

(7)血压的维持:缺血性脑卒中急性期过度的降压治疗可能有害,需要紧急降压处理的血压水平:收缩压＞24.0 kPa(180 mmHg),舒张压＞14.7 kPa(110 mmHg),可选用ACEI类如卡托普利(6.25～12.5 mg,含服)、选择性 α/β 受体阻滞剂,如拉贝洛尔(10～20 mg于2分钟内静脉推注,每20分钟可重复应用,最大剂量150 mg)或中枢性交感神经阻滞剂如可乐定(0.2～1.2 mg/d)。短效硝苯地平慎用或少用。

(8)降颅内压治疗:出现下列提示可能有颅内压增高的情况,如意识障碍逐渐加重、血管主干闭塞造成的大面积梗死、影像学提示中线移位、脑沟饱满、脑室变形和小脑梗死等,应采取降颅内压措施。药物可选用20%甘露醇、10%甘油果糖和呋塞米等,严重时可考虑脑室引流或去骨瓣减压术。

(9)并发症防治。①深静脉血栓形成:早期康复和肢体活动有助于预防深静脉血栓形成,无禁忌证者可小剂量低分子肝素预防。②呼吸道感染:密切观察,防止吞咽困难误吸造成的吸入性肺炎。③癫痫:有继发癫痫者给予抗癫痫药。④应激性溃疡:使用抑酸药物。⑤精神症状:幻觉妄想者可选用奥氮平5～10 mg/d。兴奋紊乱者可选用氟哌啶醇2.5～5.0 mg/d。抑郁者可选用SSRI类,如氟西汀、帕罗西汀、氟伏沙明、舍曲林或西酞普兰。

(10)康复治疗:神经系统症状停止进展 48 小时后可开始康复治疗。

(二)根据病因分类治疗

1.大血管性

指由于颅内外大动脉严重狭窄或闭塞所致的脑梗死,可能的发病机制包括载体动脉阻塞穿支动脉、动脉-动脉栓塞、低灌注/栓子清除下降及上述 2 种或以上机制共同参与致病。发病 3～6 小时内考虑溶栓,3～6 小时或不能溶栓者应该给予抗血小板治疗。可以应用他汀类降血脂,如辛伐他汀治疗。

2.小血管性

多数是由于高血压微小动脉脂质透明变性所致,因此,通常不用抗凝药物,可给予抗血小板药物和钙通道阻滞剂等。

3.心源性

多数因心脏栓子栓塞脑血管所致,并存在栓子继续脱落的危险,宜终身抗凝治疗。由于心源性栓塞易合并梗死后出血,而抗凝治疗可能会增加脑栓塞后出血危险性,因此梗死面积大时,不主张梗死后早期给药。

4.其他原因

根据不同病因给予相应治疗,如抗心磷脂抗体综合征患者可给予抗凝、激素和(或)免疫抑制治疗;高同型半胱氨酸血症可给予维生素 B_{12}、叶酸和维生素 B_6 联合治疗。

(三)特殊治疗

1.溶栓治疗

由于溶栓治疗有出血风险,目前仍须签知情同意书。

(1)适应证:急性缺血性脑卒中患者满足以下情况,可考虑溶栓治疗。①年龄在 18～75 岁。②发病时间:颈内动脉系统≤6 小时;椎-基底动脉系统≤6 小时,根据患者具体情况,可延长时间窗。③疾病严重程度:脑功能损害的体征持续存在超过 1 小时,且比较严重(NIHSS 7～22 分)。④影像学检查:脑 CT 已排除颅内出血,且无早期脑梗死低密度改变及其他明显早期脑梗死改变。⑤知情同意:患者或家属签署知情同意书。

(2)溶栓方式:目前的共识,影响预后最重要的因素是接受溶栓治疗的时间。因此,建议选择检查、评估及治疗方式时均在此原则下进行。

(3)溶栓治疗:①静脉溶栓。尿激酶使用方法:尿激酶 100 万～150 万 U,加入生理盐水 100～200 mL,首先静脉推注 10%(>1 分钟),余量在 1 小时左右滴注完毕。rt-PA 用法：剂量为 0.9 mg/kg，总量不超过 90 mg，首先快速推注 10%，余量 1 小时左右点滴完。溶栓后 24 小时内不再使用其他溶栓、抗凝、抗血小板和降纤药。24 小时后重复行头颅 CT 检查，无出血时可使用低分子肝素或阿司匹林。②动脉溶栓。溶栓药直接向阻塞部位分次注入，重复局部造影。rt-PA 第一次 10 mg，造影未通再追加 5 mg，最大量不超过 20 mg。尿激酶第一次 20 万 U，总量一般不超过 50 万 U。溶栓后 24 小时内不再使用其他溶栓、抗凝、抗血小板或降纤药。24 小时后重复头颅 CT 无出血可使用低分子肝素或阿司匹林。

(4)溶栓禁忌证包括绝对禁忌证和相对禁忌证。

1)绝对禁忌证：①TIA 或迅速好转的卒中及症状轻微者。②病史和体检符合蛛网膜下腔出血。③既往：近 2 周内进行过大的外科手术；近 1 周内有不可压迫部位的动脉穿刺。④体检发现有活动性出血或外伤(如骨折)的证据。⑤两次降压治疗后血压仍高于 24.7/14.7 kPa(185/110 mmHg)。⑥治疗前 CT 检查发现有出血、占位效应、水肿、肿瘤、动静脉畸形。⑦病史中有血液学异常及任何原因的凝血、抗凝血疾病(PT＞15 秒钟，INR＞1.4，APTT＞40 秒钟，血小板＜100×10^9/L)。⑧正在应用抗凝剂(华法林，INR＞1.5)或卒中发作前 48 小时内应用肝素者(APTT 延长)。⑨患者或家属不同意溶栓治疗。

2)相对禁忌证：①意识障碍(怀疑后循环梗死者，意识障碍不是禁忌)。②CT 显示早期大面积病灶(超过 MCA 分布区的 1/3)。③既往：颅内出血，包括出血性脑梗死卒中、可疑蛛网膜下腔出血；过去 3 个月患有脑卒中或头部外伤；2 个月内进行过颅内和脊髓内手术；近 3 周内有消化道和泌尿系统出血。④血糖＜2.7 mmol/L(50 mg/dL)或＞22.2 mmol/L(400 mg/dL)。⑤脑卒中发作时有癫痫。⑥妊娠。⑦心内膜炎、急性心包炎。⑧严重内科疾病，包括心、肾、肝功能不全或严重糖尿病者。

(5)溶栓后护理注意事项。①神经系统评估(NIHSS)：输溶栓药期间每 15 分钟评估一次，随后 6 小时内每 30 分钟一次，此后每 1 小时评估一次至溶栓后 24 小时，24 小时后每 4 小时一次。②若患者出现剧烈头痛、急性高血压、恶心、呕吐，则暂停输液，急诊 CT 扫描；血压监测：溶栓后 2 小时内每 15 分钟测量一次，2~6 小时内每 30 分钟测量一次，此后 1 小时一次至治疗后 24 小时。③溶栓后控制血压 18.7/12.0 kPa(140/90 mmHg)或降低 20%~30%(考虑患者基础血压)。④延迟给予鼻饲胃管和尿管。

(6)溶栓并发症及处理。①脑出血：神经体征恶化、突然的意识障碍、新出现的头痛、急性高血压、恶心呕吐。立即停止溶栓并即刻行头颅 CT 检查,急查出凝血时间和凝血酶原活动度、血小板计数、血浆纤维蛋白原。处理:可输冻血浆和 1 U 血小板。②血管再闭塞:已改善的神经功能又加重,头颅 CT 排除继发出血,根据病情给予对症处理。

2.抗凝治疗

不推荐缺血性脑卒中后患者全部抗凝治疗,但病史、神经影像学检查提示心源性栓塞、夹层动脉瘤等可给予抗凝治疗。抗凝药物有低分子肝素和华法林。

3.抗血小板治疗

脑梗死诊断后,在排除出血性疾病的前提下,不能进行溶栓的患者应尽快给予抗血小板药物治疗,如阿司匹林,剂量范围 75～300 mg/d。

4.降纤治疗

早期使用可能有效。药物有东菱克栓酶和降纤酶,用法:隔天 1 次,共 3 次,分别为 10 U、5 U、5 U,用药前后需检查纤维蛋白原。

5.神经保护剂

目前尚无证据证实神经保护剂能影响脑卒中预后。可考虑应用的药物有银杏制剂、钙通道阻滞剂(考虑低灌注所致脑梗死和有大动脉严重狭窄或闭塞患者禁用)和胞磷胆碱等。

6.中药治疗

丹参注射液、川芎注射液等。

四、护理评估

(一)健康史

有无高血压、糖尿病、冠心病、房颤、高脂血症、动脉粥样硬化、易栓症、下肢血栓血管畸形、颅内动脉血管狭窄等病史,是否妊娠,发病前有无麻醉及手术史。

(二)症状

1.局灶性神经功能缺损

偏瘫、偏身感觉障碍、失语、共济失调等。

2.全脑症状

头痛、呕吐、昏迷,在发生基底动脉血栓或大面积脑梗死时,出现意识障碍甚至脑疝导致死亡。

3.其他症状

眩晕、面神经麻痹等。

(三)身体状况

1.生命体征及意识

呼吸频率及意识,瞳孔大小及对光反射,血压。

2.肢体活动障碍

偏瘫侧肢体肌力分级,肌张力。

3.失语

失语类型。

4.吞咽困难

有无吞咽困难、饮水呛咳,洼田饮水试验分级。

5.二便障碍

有无大小便失禁,尿潴留。

6.其他

有无喷射状呕吐等颅内压升高的症状。

(四)心理状况

(1)有无焦虑、恐惧等情绪。
(2)疾病对生活、工作有无影响。

五、护理诊断

(一)潜在并发症:出血

与溶栓治疗有关。

(二)生活自理能力缺陷

与肢体偏瘫有关。

(三)躯体移动障碍

与脑缺血、缺氧导致运动功能受损有关。

(四)语言沟通障碍

与脑缺血导致语言功能障碍有关。

(五)有误吸的危险

与吞咽困难有关。

(六)有受伤的危险

与肢体偏瘫有关。

(七)有皮肤完整性受损的危险

与偏瘫、感觉障碍有关。

(八)有感染的危险

与长期卧床有关。

(九)便秘

与长期卧床,肠蠕动减少有关。

六、护理措施

(1)密切观察生命体征、意识、瞳孔变化,防止脑疝发生,如有变化及时通知医师。

(2)急性期绝对卧床休息,头不宜过高,以利于脑部血液供应。卧床患者协助翻身,做好皮肤护理。保持室内空气清新,避免着凉。

(3)保持呼吸道通畅,意识障碍者头偏向一侧,取下义齿,清除呕吐物和分泌物。必要时给予氧气吸入,辅助通气护理。

(4)给予低盐低脂饮食,多食含粗纤维食物,以保证大便通畅。有吞咽困难、呛咳的患者给予流质或半流质饮食,要小口慢食,必要时鼻饲。

(5)长期卧床患者,要抬高、活动下肢,以预防下肢深静脉血栓形成,必要时遵医嘱使用弹力袜。瘫痪者保持肢体功能位,早期开展康复锻炼。

(6)保持大便通畅,养成良好的排便习惯,定时排便。每天做腹部按摩,促进肠蠕动,排便困难时可使用开塞露等缓泻药物。

(7)加强基础护理,保持床单位清洁、干燥,保证患者"六洁、四无"。定时翻身、拍背、吸痰,保持呼吸道通畅,保持皮肤完好。

(8)加强安全护理,做好跌倒、坠床、压疮等患者安全的评估与健康教育,使用床护栏保护患者。烦躁者给予保护性约束,保证患者安全。

(9)做好心理护理,嘱患者积极调整心态、稳定情绪,消除紧张、恐惧的心理,树立战胜疾病的信心,积极配合治疗。

(10)严格遵医嘱正确服药,不能随意更改、终止或自行购药服用。抗凝治疗时密切观察有无出血倾向,观察皮肤黏膜有无出血点、瘀斑及牙龈出血。静脉应用血管扩张剂,滴速稍慢,观察血压变化。定期抽血,监测凝血、肝肾功能、血脂等指标。

（11）静脉溶栓术的护理。①术前护理：消除恐惧，稳定情绪，使患者做好溶栓前的准备，配合治疗；备好物品及药品；建立两条静脉通道，防止药物外渗。②术中护理：准确、熟练遵医嘱用药；每15分钟测量血压一次，如有异常，及时通知医师；密切观察意识、精神及生命体征变化，做好抢救准备；详细记录给药时间及剂量。③术后护理：准备床单位、监护仪、氧气装置；密切观察意识、生命体征变化，尤其是血压。注意患者肌力、语言的变化，如有异常及时通知医师；认真听取患者主诉，观察尿液颜色，有无颅内出血、消化道出血、牙龈出血、皮肤黏膜出血等情况，做好护理记录。

（12）健康指导：①保持心情愉快，情绪稳定，避免精神紧张。②生活起居规律，改变不良生活方式，坚持适当的体育锻炼和运动，注意劳逸结合。养成良好的排便习惯，保持大便通畅。指导家属协助患者进行瘫痪肢体的功能锻炼。③合理饮食，宜进食低盐、低脂、充足蛋白质和维生素的饮食，限制动物油脂的摄入，注意粗粮与细粮搭配，肉菜搭配，戒烟酒。④按医嘱正确服药，积极治疗高血压、动脉硬化、糖尿病、高脂血症和肥胖症。服药期间注意有无肝肾功能异常。⑤出现肢体麻木、无力、头晕、头痛、视物模糊、语言表达困难等症状时应引起重视，及时就医。

第二节　脑　出　血

脑出血是指原发性非外伤性脑实质内出血，也称自发性脑出血，是急性脑血管病中病死率最高的。在脑出血中大脑半球出血约占80%，脑干和小脑出血约占20%。

一、病因及发病机制

最常见病因是高血压合并微小动脉硬化，其他病因包括动-静脉血管畸形、脑淀粉样血管病、血液病（如白血病、再生障碍性贫血、血小板减少性紫癜、血友病、红细胞增多症和链状细胞病等）、抗凝或溶栓治疗等。

高血压脑出血的主要发病机制是脑内微小动脉在长期高血压作用下发生慢性病变破裂所致。颅内动脉具有中层肌细胞和外层结缔组织少及外弹力层缺失的特点。长期高血压可使脑微小动脉发生玻璃样变性、纤维素样坏死,甚至形成微动脉瘤或夹层动脉瘤,在此基础上血压骤然升高时易导致血管破裂出血。豆纹动脉和旁正中动脉等深穿支动脉,自脑底部的动脉直角发出,承受压力较高的血流冲击,易导致血管破裂出血,故又称出血动脉。非高血压性脑出血,由于其病因不同,故发病机制各异。

一般高血压性脑出血在 30 分钟内停止出血,血肿保持相对稳定,其临床神经功能缺损仅在出血后 30～90 分钟内进展。少数高血压性脑出血发病后3 小时内血肿迅速扩大,血肿形态往往不规则,密度不均一,尤其是使用抗凝治疗及严重高血压控制不良时,其临床神经功能缺损的进展可延长至 24～48 小时。多发性脑出血多见于淀粉样血管病、血液病和脑肿瘤等患者。

二、临床表现

常发生于 50～70 岁,男性略多见,冬春季发病较多,多有高血压病史,常在剧烈的情绪激动、用力排便、饱餐、剧烈运动时发生,数分钟到数小时达高峰,患者可有头痛、恶心、呕吐、意识障碍、血压升高、脑膜刺激征等。因出血部位及出血量不同而临床特点各异。

(一)基底核区出血

壳核出血多见。

1.轻型

出血量从数毫升增加至 30 mL,常以内囊损害体征为主要表现:即偏瘫、偏盲、偏身感觉障碍,内囊出血的患者常有头和眼转向出血病灶侧,呈"凝视病灶"状,主侧大脑半球病变常伴失语症。

2.重型

出血量超过 30 mL,发病突然,意识障碍重,鼾声明显,呕吐频繁,可呕吐咖啡样胃内容物,两眼可向病灶侧凝视或固定于中央位,常有双侧瞳孔不等大,病灶对侧偏瘫,肌张力低,可引出病理反射,如病情发展,则昏迷程度加深,出现去大脑强直或四肢迟缓性瘫、中枢性高热。

(二)丘脑出血

除对侧肢体瘫痪外,当出血位于侧后方,偏瘫又不重时,可出现丘脑性共济失调,此时通常伴有感觉障碍或感觉运动异常(如偏身共济失调、偏身感觉障碍或感觉障碍性共济失调性偏瘫),感觉障碍常较重,失语、行为异常在丘脑出血亦较常见,优势侧半球出血的患者,常常为经皮质感觉性或混合性失语;非优势侧

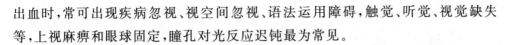

出血时,常可出现疾病忽视、视空间忽视、语法运用障碍,触觉、听觉、视觉缺失等,上视麻痹和眼球固定,瞳孔对光反应迟钝最为常见。

(三)脑桥出血

出血量少时(<5 mL)可意识清楚,双眼向病灶侧对侧凝视,出现交叉性瘫痪;出血量大时(>5 mL),患者迅速进入昏迷,双侧针尖样瞳孔,呕吐咖啡样胃内容物,中枢性高热及中枢性呼吸障碍,四肢瘫痪和去大脑强直,多在 48 小时内死亡。

(四)小脑出血

起病突然,发病时神志清楚,眩晕明显,频繁呕吐,枕部疼痛,无肢体瘫痪,瞳孔往往缩小,一侧肢体笨拙,行动不稳,共济失调,眼球震颤,晚期病情加重,意识模糊或昏迷,瞳孔散大,中枢性呼吸障碍,最后死于枕骨大孔疝。

(五)脑叶出血

以顶叶最常见,其次为颞叶、枕叶、额叶,也可多发脑叶出血,常有头痛、呕吐、脑膜刺激征及出血脑叶的局灶定位症状,如顶叶,可有偏身感觉障碍、空间构象障碍等。

(六)脑室出血

小量脑室出血常有头痛、呕吐、脑膜刺激征,一般无意识障碍及局灶性神经缺损体征。大量脑室出血常起病急骤、迅速出现昏迷,频繁呕吐,针尖样瞳孔,眼球分离斜视或浮动,四肢迟缓性瘫,可有去大脑强直、呼吸深,鼾声明显,体温明显升高,多迅速死亡。

三、辅助检查

(一)CT 检查

为首选检查,可显示新鲜血肿为圆形或卵圆形均匀高密度区,边界清楚,也可显示血肿部位、大小、形态、是否破入脑室、血肿周围有无低密度水肿带及占位效应。

(二)MRI 检查

急性期对幕上及小脑出血的价值不如 CT,对脑干出血的检测优于 CT。

(三)数字减影脑血管造影

怀疑脑血管畸形、烟雾病、血管炎等,尤其是血压正常的年轻患者应考虑行该项检查。

（四）脑脊液检查

颅内压升高,脑脊液多呈洗肉水样均匀血性。因有诱发脑疝的危险,仅在不能进行头颅 CT 检查,且临床无明显颅内压增高表现时进行。怀疑小脑出血时禁行腰椎穿刺。

（五）其他辅助检查

血、尿、便常规检查,如肝肾功能、凝血功能、心电图等。

四、治疗原则

（一）内科治疗

1.放置胃管

保持安静,卧床休息,加强护理,有意识障碍、消化道出血宜禁食 24～48 小时,然后酌情放置胃管。

2.水电解质平衡

防止低钠血症,以免加重脑水肿。

3.控制脑水肿

（1）20％甘露醇 125～250 mL,每 6～8 小时 1 次,疗程 7～10 天。冠心病、心肌梗死、心力衰竭和肾功能不全者慎用。

（2）利尿剂:呋塞米,每次 40 mg,每天 2～4 次静脉注射,常与甘露醇合用,增强脱水效果。

（3）甘油果糖:静脉滴注,成人一般每次 250～500 mL,每天 1～2 次,250 mL需 1.0～1.5 小时滴完,疗程 1～2 周,剂量可视年龄和症状调整。宜在症状较轻或好转期使用,用量过大或过快易发生溶血。

4.控制高血压

根据患者年龄,病前有无高血压、病后血压情况等确定最适宜的血压水平,一般来讲收缩压＞30.7 kPa(230 mmHg),舒张压＞18.7 kPa(140 mmHg)可考虑使用硝普钠 0.5～1.0 μg/(kg·min)。收缩压 24.0～30.7 kPa(180～230 mmHg)或舒张压 14.0～18.7 kPa(105～140mmHg),宜口服卡托普利、美托洛尔等。收缩压 24.0 kPa(180 mmHg)以内或舒张压 14.0 kPa(105 mmHg)以内,可观察,而不用降压药。急性期后颅内压增高不明显而血压持续升高者,应进行系统抗高血压治疗,把血压控制在较理想水平。如急性期血压骤降则提示病情危重,应及时给予多巴胺、间羟胺等。

5.并发症的防治

(1)感染:早期病情较轻者,可不用抗生素,合并意识障碍的老年患者易并发肺部感染,或留置尿管者易合并尿路感染,可给予预防性抗生素治疗。

(2)应激性溃疡:预防可用西咪替丁 0.2～0.4 g/d,静脉滴注。雷尼替丁 150 mg,口服,每天 1～2 次,一旦出血应按上消化道出血的常规进行治疗。

(3)痫性发作:全面发作为主,可静脉缓慢推注地西泮 10～20 mg 或肌内注射苯巴比妥 100 mg,控制发作。

(4)中枢性高热:物理降温或药物降温。

(二)外科治疗

根据出血部位、病因、出血量及患者年龄、意识状态、全身情况决定,手术宜在早期进行。

五、护理评估

(一)健康史

有无高血压、脑动脉瘤、动静脉血管畸形、颅内肿瘤、抗凝及溶栓治疗、血液病等病史;有无情绪激动及剧烈活动;有无跌倒、外伤史;发作时主要症状及伴随症状。

(二)症状

1.生命体征及意识

尤其是血压、呼吸、意识及瞳孔。

2.头痛

头痛部位、性质、有无逐渐加重及突然加重,脑膜刺激征是否阳性。

3.呕吐

呕吐物性质、量、频率,是否为喷射样呕吐。

4.瘫痪

瘫痪部位、肌力情况、肌力下降及恢复情况。

5.失语

失语性质,有无进展及恢复。

6.局限性定位症状

根据出血部位及出血量,患者可有视觉障碍、眼球运动障碍、共济失调、精神障碍、人格改变、认知障碍、运动性震颤、帕金森综合征,特殊部位出血可有患者生命体征不能维持,出现严重的意识障碍后迅速死亡。

7.伴随症状

有无大小便失禁、呕吐物误吸、肺部感染。

(三)身体状况

1.生命体征及意识状态

尤其是血压、呼吸、意识障碍情况及瞳孔大小。

2.肌力

肌力障碍的部位,肌力变化。

3.体位

是否有肢体痉挛,是否处于功能位。

(四)心理状况

(1)有无焦虑、恐惧等情绪。

(2)疾病对生活、工作有无影响。

六、护理诊断

(一)疼痛

与颅内压增高有关。

(二)生活自理能力缺陷

与限制活动、卧床有关。

(三)躯体移动障碍

与偏瘫有关。

(四)语言沟通障碍

与失语有关。

(五)便秘

与长期卧床、肠蠕动减慢有关。

(六)有皮肤完整性受损危险

与偏瘫、感觉障碍、尿失禁有关。

(七)清理呼吸道无效

与肺部感染、长期卧床、昏迷有关。

(八)有误吸危险

与昏迷有关。

(九)营养失调:低于机体需要量

与吞咽困难、昏迷有关。

(十)有感染的危险

与长时间留置导尿管有关。

(十一)便秘

与长期卧床、肠蠕动减少有关。

七、护理措施

(1)环境与休息:保持病室安静舒适,病房内空气清新,温湿度适宜。急性期严格卧床休息4～6周,限制患者家属探视,避免情绪激动和血压升高的诱因。床头抬高,头部活动尽量缓慢。外出复查 CT 乘平车,保护好头部。肢体功能障碍2小时予更换卧位一次,并使用床护栏保护患者,躁动者必要时使用保护性约束措施。

(2)饮食护理:给予低盐、低脂、易消化、富含纤维素的食物。多食蔬菜水果,少食辛辣刺激性强的食物,戒烟酒。昏迷的患者24～48小时内禁食,以防呕吐物反流至气管造成窒息或吸入性肺炎。不能经口进食者遵医嘱给予鼻饲流质饮食。

(3)密切观察意识、瞳孔、生命体征的变化;观察肢体运动、感觉的变化;有无再出血征象,如剧烈头痛、意识障碍出现或加深;有无颅内压升高或脑疝,如剧烈喷射状呕吐,瞳孔不等大。

(4)肢体功能障碍者2小时予更换卧位一次,预防压疮,并使用床护栏保护患者,预防跌倒及坠床,躁动者必要时遵医嘱使用保护性约束措施。

(5)保持呼吸道通畅,给予患者氧气吸入。避免用力咳嗽,可协助轻拍背部以促进痰液咳出。

(6)保持患者功能体位,被动活动,急性期后早期开展康复锻炼。

(7)保留导尿管及胃管者注意管路护理,预防感染及脱管。

(8)保持大便通畅,便秘者遵医嘱给予缓泻剂或开塞露,排便时避免用力,禁止灌肠。

(9)颅内压增高或血压升高者遵医嘱给予脱水药或降压药,并观察用药后的反应。甘露醇使用时保持静脉通路通畅,快速滴注,并观察药液有无外渗。

(10)嘱患者积极调整心态、稳定情绪,消除紧张、恐惧的心理,避免情绪激动。

(11)健康指导:①保持心情愉快、情绪稳定,避免精神紧张。②生活起居规律,改变不良生活方式,养成良好的排便习惯,保持大便通畅。继续功能锻炼,活动量不宜过大,循序渐进。③进食高热量、高蛋白、富含纤维素、维生素丰富、低脂肪、低胆固醇食物,少食动物内脏、腌制品,限制烟酒、浓茶。④按医嘱正确服药,积极治疗高血压、动脉硬化等。服药期间注意有无肝、肾功能异常。⑤恢复期不宜从事体力劳动,女性患者1~2年内避免妊娠。

第三节　蛛网膜下腔出血

蛛网膜下腔出血是多种病因所致脑底部或脑及脊髓表面血管破裂的急性出血性脑血管病,血液直接流入蛛网膜下腔,又称原发性蛛网膜下腔出血;因脑实质内出血,血液穿破脑组织流入蛛网膜下腔者,称为继发性蛛网膜下腔出血。

一、病因及发病机制

(一)病因

1.颅内动脉瘤

颅内动脉瘤是最常见的病因(占50%～80%)。其中先天性粟粒样动脉瘤约占75%,还可见高血压、动脉粥样硬化所致梭形动脉瘤及感染所致的真菌性动脉瘤等。

2.血管畸形

血管畸形约占蛛网膜下腔出血病因的10%,其中动静脉畸形占血管畸形的80%,多见于青年人,90%以上位于幕上,常见于大脑中动脉分布区。

3.其他

如烟雾病(占儿童蛛网膜下腔出血的20%)、颅内肿瘤、垂体卒中、血液系统疾病、颅内静脉系统血栓和抗凝治疗并发症等。此外,约10%的患者病因不明。

(二)发病机制

1.动脉瘤

粟粒样动脉瘤可能与遗传和先天性发育缺陷有关,约80%的患者Willis环动脉瘤壁弹力层及中膜发育异常或受损,随年龄增长由于动脉壁粥样硬化、高血压和血涡流冲击等因素影响,动脉壁弹性减弱,管壁薄弱处逐渐向外膨胀突出,形成囊状动脉瘤。体积从$0.2\sim3.0\ cm^3$,平均$7.5\ mm^3$。炎症动脉瘤是由动脉炎或颅内炎症引起的血管壁病变。

2.脑动静脉畸形

脑动静脉畸形是发育异常形成的畸形血管团,血管壁薄弱处于破裂临界状态,激动或不明显诱因可导致破裂。

3.其他

如肿瘤或转移癌直接侵蚀血管,引起血管壁病变,最终导致破裂出血。

二、临床表现

(一)发病年龄

任何年龄均可发病,30~60岁为多见。脑血管畸形破裂多发生在青少年,先天性颅内动脉瘤破裂则多在青年以后,老年以动脉硬化而致出血者为多。

(二)发病形式

发病突然,多有明显诱因,如剧烈运动、过劳、用力排便、咳嗽、饮酒等。

(三)临床症状

1.头痛

突然发生的剧烈头痛,可呈爆裂样或全头部剧痛,其始发部位常与动脉瘤破裂部位有关。

2.恶心呕吐

头痛严重者多伴有恶心、呕吐,面色苍白,全身出冷汗,呕吐多为喷射性、反复性。

3.意识障碍

半数患者可有不同程度的意识障碍,轻者有短暂意识模糊,重者则出现昏迷。

4.癫痫发作

部分患者可有全身性或局限性癫痫发作。

5.精神症状

可表现为淡漠、嗜睡、谵妄、幻觉、妄想、躁动等。

(四)体征

1.脑膜刺激征

表现为颈项强直,克尼格征、布鲁津斯基征均呈阳性,有时脑膜刺激征是蛛网膜下腔出血的唯一临床表现。

2.眼底改变

眼底检查可见视网膜出血,视网膜前即玻璃体膜下片状出血,这一征象的出现常具有特征性意义。

3.脑神经麻痹

以一侧动眼神经麻痹最为常见。

4.偏瘫

部分患者可发生短暂或持久的肢体偏瘫、单瘫、四肢瘫。

5.其他

可有感觉障碍、眩晕、共济失调等。

总之,因发病年龄、病变部位、破裂血管的大小及发病次数不同,临床表现各异,轻者可无明显症状和体征,重者突然昏迷并在短期内死亡。

(五)并发症

1.再出血

再出血是蛛网膜下腔出血致命的并发症。出血后1个月内再出血的危险性最大。原因多为动脉瘤,常在病情稳定情况下,突然再次出现剧烈头痛,呕吐,抽搐发作,昏迷甚至去大脑强直及神经系统定位体征,颈强及克尼格征明显加重,复查脑脊液再次呈新鲜红色。

2.脑血管痉挛

脑血管痉挛是死亡和伤残的重要原因,早发性出现于出血后,历时数分钟至数小时缓解;迟发性发生于出血后4～15天,7～10天为高峰期,2～4周逐渐减少,可出现继发性脑梗死。

3.急性脑积水

急性脑积水于发病后1周内发生,与脑室及蛛网膜下腔中积血量有关,轻者仅有嗜睡、近记忆力受损等,重者可出现昏迷或昏睡,可因脑疝而死亡。

三、辅助检查

(一)脑脊液检查

常见均匀一致的血性脑脊液,压力增高,测体内蛋白含量增高,糖和氯化物水平多正常。

(二)头颅 CT 检查

可见蛛网膜下腔高密度出血征象,多位于大脑外侧裂、前纵裂池、鞍上池和环池等。可显示出血量、血液分布、有无再出血,并进行动态观察。

(三)数字减影血管造影

数字减影血管造影是确定蛛网膜下腔出血病因的重要手段,可确定出血的原因、性质和部位,如可确定动脉瘤位置及其他病因如动静脉畸形、烟雾病等。数字减影血管造影宜在发病24 小时内或 4 周后进行。

(四)经颅多普勒超声(TCD)

TCD 可以无创伤地测得颅底大血管的血流速度,对临床诊断蛛网膜下腔出血后血管痉挛有价值。

四、治疗

原则:控制继续出血,防治迟发性脑血管痉挛,去除病因和防止复发。

(一)内科处理

1.一般处理

绝对卧床 4～6 周,避免一切可能引起血压和颅内压增高的诱因;保持大便通畅;头痛、烦躁者可给予止痛、镇静药物如布桂嗪、地西泮、苯巴比妥等。

2.降颅内压治疗

20%甘露醇、呋塞米等。

3.防治再出血

对 6-氨基己酸、氨甲苯酸、氨甲环酸、注射用血凝酶、止血酸、卡巴克洛等止血剂的应用尚有争论,但对出凝血障碍的蛛网膜下腔出血患者可能有价值。

4.防治迟发性血管痉挛

尼莫地平可减少蛛网膜下腔出血相关的严重神经功能缺损,宜尽早使用。静脉用药:如果耐受性良好无明显血压下降,成人治疗开始 2 小时可按 1 mg/h 给药(相当于 5 mL/h),2 小时后剂量可增至 2 mg/h(相当于 10 mL/h),连续应用 5～14 天。静脉治疗后可以口服尼莫地平片剂 7 天,每天6次,每隔 4 小时服用 1 次,每次 60 mg。

5.脑脊液置换方法

腰椎穿刺放脑脊液,每次缓慢放出 10～20 mL,每周 2 次,需注意诱发脑疝、颅内感染、再出血的危险性。

(二)手术治疗

有动静脉瘤的患者给予手术治疗

五、护理评估

(一)健康史

有无高血压、脑动脉瘤、动静脉血管畸形、颅内肿瘤、抗凝及溶栓治疗、血液病等病史;有无情绪激动及剧烈活动;发作时主要症状及伴随症状。

(二)症状

1.生命体征及意识

尤其是血压、意识。

2.头痛

头痛部位、性质、有无逐渐加重及突然加重、脑膜刺激征是否阳性。

3.肢体功能障碍

部分患者可出现。

4.眼部症状

20%患者眼底可见玻璃体下片状出血,发病 1 小时内即可出现。

5.精神症状

约 25% 的患者可出现精神症状,如欣快、谵妄和幻觉等。

6.其他症状

部分患者可出现脑心综合征、消化道出血、急性肺水肿、局限性神经功能缺损症状等。

(三)身体状况

1.生命体征及意识状态

尤其是血压、意识障碍情况。

2.肌力

肌力分级、有无肌力下降。

3.体位

是否处于功能位,有无自己改变体位能力。

(四)心理状况

(1)有无焦虑、恐惧等情绪。

(2)评价疾病对生活、工作的影响。

六、护理诊断

(一)疼痛

与脑膜刺激征、颅内压增高有关。

(二)潜在并发症

脑疝与颅内压增高有关。

(三)有受伤的危险

与意识改变引起的躁动不安有关。

(四)营养失调:低于机体需要量

与呕吐、食欲减退有关。

(五)便秘

与长期卧床、肠蠕动减慢有关。

(六)生活自理能力缺陷

与绝对卧床有关。

七、护理措施

(1)环境与休息:保持病室安静舒适,暗化病室,保持病房空气清新,温湿度适宜。患者绝对卧床休息 4～6 周,避免搬动或过早离床,床头抬高 15°～30°。肢体功能障碍的患者给予 2 小时更换卧位一次,并使用床护栏保护,躁动者必要时使用保护性约束措施。

(2)饮食护理:给予低盐、低脂、易消化、富含维生素的食物。多食蔬菜水果,少食刺激性强的食物,戒烟酒。

(3)密切观察意识、瞳孔、生命体征;观察肢体运动、感觉变化;有无再出血征象,如剧烈头痛、意识障碍出现或加深。

(4)绝对卧床休息 4～6 周,避免搬动和过早离床,床头抬高 15°～30°。保持病室安静、舒适和暗化,限制探视。加强心理护理,避免引起血压和颅内压增高的诱因,如用力排便、咳嗽、打喷嚏、情绪激动、疼痛及恐惧等。积极遵医嘱控制头痛,并评估效果。

(5)保持大便通畅,便秘者遵医嘱给予缓泻剂或开塞露,排便时避免用力。

(6)有肢体障碍者保持肢体功能位,定时被动按摩,急性期后早期开展康复锻炼。

(7)保留导尿管及胃管者注意管路护理,预防感染及脱管。

(8)颅内压增高或血压升高者遵医嘱给予脱水药或降压药,并观察用药后的反应。甘露醇使用时保持静脉通路通畅,快速滴注,并观察药液有无外渗。烦躁者使用镇静药,头痛予镇痛药。静脉用药注意保持通路通畅。

(9)给予患者疾病知识宣教,减少焦虑及恐惧,嘱患者保持心情舒畅,情绪平稳。

(10)健康指导:①保持心情愉快,情绪稳定,避免精神紧张。②生活起居规律,改变不良生活方式,养成良好的排便习惯,保持大便通畅。继续功能锻炼,活动量不宜过大,循序渐进。③进食高热量、高蛋白、富含维生素、纤维素丰富、低脂肪、低胆固醇食物,少食动物内脏、腌制品,限制烟酒、浓茶。④按医嘱正确服药,积极治疗原发病。服药期间注意有无肝肾功能的异常。⑤恢复期不宜从事体力劳动,女性患者1~2年内避免妊娠。

第四节　病毒性脑膜炎

病毒性脑膜炎是一组由各种病毒感染引起的脑膜急性炎症性疾病,临床以发热、头痛和脑膜刺激征为主要表现。本病大多呈良性过程。

一、病因及发病机制

多数的病毒性脑膜炎由肠道病毒引起。该病毒属于微小核糖核酸病毒科,有60多个不同亚型,包括脊髓灰质炎病毒、柯萨奇病毒A和B、埃可病毒等,其次为流行性腮腺炎、单纯疱疹病毒和腺病毒。

肠道病毒主要经粪-口途径传播,少数通过呼吸道分泌物传播;大部分病毒在下消化道发生最初的感染,肠道细胞上有与肠道病毒结合的特殊受体,病毒经肠道入血,产生病毒血症,再经脉络丛侵犯脑膜,引发脑膜炎症改变。

二、临床表现

(1)本病以夏秋季为高发季节,在热带和亚热带地区可终年发病。儿童多见,成人也可罹患。多为急性起病,出现病毒感染的全身中毒症状如发热、头痛、畏光、肌痛、恶心、呕吐、食欲减退、腹泻和全身乏力等,并可有脑膜刺激征。病程在儿童常超过 1 周,成人病程可持续 2 周或更长时间。

(2)临床表现可因患者的年龄、免疫状态和病毒种类不同而异,如幼儿可出现发热、呕吐、皮疹等症状,而脑膜刺激征轻微甚至阙如;手-足-口综合征常发生于肠道病毒 71 型脑膜炎,非特异性皮疹常见于埃可病毒 9 型脑膜炎。

三、辅助检查

脑脊液压力正常或增高,白细胞数正常或增高,可达$(10\sim100)\times10^6/L$,早期可以多形核细胞为主,8~48 小时后以淋巴细胞为主。蛋白质可轻度增高,糖和氯化物含量正常。

四、治疗

本病是一种自限性疾病,主要是对症治疗、支持治疗和防治并发症。对症治疗:如头痛严重者可用止痛药,癫痫发作可选用卡马西平或苯妥英钠等,脑水肿在病毒性脑膜炎不常见,可适当应用甘露醇。对于疱疹病毒引起的脑膜炎,应用阿昔洛韦抗病毒治疗可明显缩短病程和缓解症状,目前针对肠道病毒感染临床上使用或试验性使用的药物有人免疫球蛋白和抗微小核糖核酸病毒药物普来可那立。

五、护理评估

(一)健康史

发病前有无发热及感染史(呼吸道、消化道)。

(二)症状

发热、头痛、呕吐、食欲减退、腹泻、乏力、皮疹等。

(三)身体状况

(1)生命体征及意识,尤其是体温及意识状态。

(2)头痛:头痛部位、性质、有无逐渐加重及突然加重,脑膜刺激征是否阳性。

(3)呕吐:呕吐物性质、量、频率,是否为喷射样呕吐。

(4)其他症状:有无人格改变、共济失调、偏瘫、偏盲、皮疹。

(四)心理状况

(1)有无焦虑、恐惧等情绪。

(2)疾病对生活、工作有无影响。

六、护理诊断

(一)体温过高

与感染的病原有关。

(二)意识障碍

与高热、颅内压升高引起的脑膜刺激征及脑疝形成有关。

(三)有误吸的危险

与脑部病变引起的脑膜刺激征及吞咽困难有关。

(四)有受伤的危险

与脑部皮质损伤引起的癫痫发作有关。

(五)营养失调:低于机体需要量

与高热、吞咽困难、脑膜刺激征所致的入量不足有关。

(六)生活自理能力缺陷

与昏迷有关。

(七)有皮肤完整性受损的危险

与昏迷抽搐有关。

(八)语言沟通障碍

与脑部病变引起的失语、精神障碍有关。

(九)思维过程改变

与脑部损伤所致的智能改变、精神障碍有关。

七、护理措施

(一)高热的护理

(1)注意观察患者发热的热型及相伴的全身中毒症状的程度,根据体温高低定时监测其变化,并给予相应的护理。

(2)患者在寒战期及时给予增加衣被保暖;在高热期则给予减少衣被,增加其散热。患者的内衣以棉制品为宜，且不宜过紧，应勤洗勤换。

（3）在患者头、颈、腋窝、腹股沟等大血管走行处放置冰袋，及时给予物理降温，30分钟后测量降温后的效果。

（4）当物理降温无效、患者持续高热时，遵医嘱给予降温药物。给予药物降温后特别是有昏迷的患者，要观察其神志、瞳孔、呼吸、血压的变化。

（5）做好基础护理，使患者身体舒适；做好皮肤护理，防止降温后大量出汗带来的不适；给予患者口腔护理，以减少高热导致口腔分泌物减少引起的口唇干裂、口干、舌苔，以及呕吐、口腔残留食物引起的口臭带来的不适感及舌尖、牙龈炎等感染；给予会阴部护理，保持其清洁，防止卧床所致的泌尿系统感染；床单位清洁、干燥、无异味。

（6）患者的饮食应以清淡为宜，给予细软、易消化、高热量、高维生素、高蛋白、低脂肪饮食。鼓励患者多饮水、多吃水果和蔬菜。意识障碍不能经口进食者及时给予鼻饲，并计算患者每公斤体重所需的热量，配置合适的鼻饲饮食。

（7）保持病室安静舒适，空气清新，室温18～22 ℃，湿度50％～60％适宜。避免噪声，以免加重患者因发热引起的躁动不安、头痛及精神方面的不适感。降低室内光线亮度或给患者戴眼罩，减轻因光线刺激引起的燥热感。

（二）病情观察

（1）严密观察患者的意识状态，维持患者的最佳意识水平。严密观察病情变化，包括意识、瞳孔、血压、呼吸、体温等生命体征的变化，结合其伴随症状，正确判断、准确识别因智能障碍引起的表情呆滞、反应迟钝，或因失语造成的不能应答，或因高热引起的精神萎靡，或因颅内压高所致脑疝引起的嗜睡、昏睡、昏迷，应及时并准确地反馈给医师，以利于患者得到恰当的救治。

（2）按时给予脱水降颅内压的药物，以减轻脑水肿引起的头痛、恶心、呕吐等脑膜刺激征，防止脑疝的发生。

（3）注意补充液体，准确记录24小时液体出入量，防止低血容量性休克而加重脑缺氧。

（4）定时翻身、叩背、吸痰，及时清理口鼻呼吸道分泌物，保持呼吸道通畅，防止肺部感染。

（5）给予鼻导管吸氧或储氧面罩吸氧，保证脑组织氧的供给，降低脑组织氧代谢。

（6）避免噪声、强光刺激，减少癫痫发作，减少脑组织损伤，维护患者意识的最佳状态。

(7)癫痫发作及癫痫持续状态的护理 详见癫痫患者的护理。

(三)精神症状的护理

(1)密切观察患者的行为,每天主动与患者交谈,关心其情绪,及时发现有无暴力行为和自杀倾向。

(2)减少环境刺激,避免引起患者恐惧。

(3)注意与患者沟通交流和护理操作技巧,减少不良语言和护理行为的刺激,避免患者意外事件的发生。①在与患者接触时保持安全距离,以防有暴力行为患者的伤害。②在与患者交流时注意表情,声音要低,语速要慢,避免使患者感到恐惧,从而增加患者对护士的信任。③运用顺应性语言劝解患者接受治疗护理,当患者焦虑或拒绝时,除特殊情况外,可等其情绪稳定后再处理。④每天集中进行护理操作,避免反复的操作引起患者的反感或激惹患者的情绪。⑤当遇到患者有暴力行为的倾向时,要保持沉着、冷静的态度,切勿大叫,以免使患者受到惊吓后产生恐惧,引发攻击行为而伤害他人。

(4)当患者烦躁不安或暴力行为不可控时,及时给予适当约束,以协助患者缓和情绪,减轻或避免意外事件的发生。约束患者时应注意以下几点:①约束患者前一定要向患者家属讲明约束的必要性,医师病程和护理记录要详细记录,必要时签知情同意书,在患者情绪稳定的情况下也应向家属讲明约束原因。②约束带应固定在患者手不可触及的地方。约束时注意患者肢体的姿势,维持肢体功能性位置,约束带松紧度适宜,注意观察被约束肢体的肤色和活动度。③长时间约束至少每 2 小时松解约束 5 分钟。必要时改变患者体位,协助肢体被动运动。若患者情况不允许,则每隔一段时间轮流松绑肢体。④患者在约束期间家属或专人陪伴,定时巡视病房,并保证患者在护理人员的视线之内。

(四)用药护理

(1)遵医嘱使用抗病毒药物,静脉给药注意保持静脉通路通畅,做好药物不良反应宣教,注意观察患者有无谵妄、震颤、皮疹、血尿,定期抽血监测肝肾功能。

(2)使用甘露醇等脱水降颅内压的药物,应保证输液快速滴注,并观察皮肤情况,药液有无外渗,准确记录出入量。

(3)使用镇静、抗癫痫药物,要观察药效及药物不良反应,定期抽血,监测血药浓度。

(4)使用退热药物,注意及时补充水分,观察血压情况,预防休克。

(五)心理护理

(1)要做好患者心理护理,介绍有关疾病知识,鼓励患者配合医护人员的治疗,树立战胜疾病的信心,减轻恐惧、焦虑、抑郁等不良情绪,以促进疾病康复。

(2)对有精神症状的患者,给予家属帮助,做好患者生活护理,减少家属的焦虑。

(六)健康教育

(1)指导患者和家属养成良好的卫生习惯。

(2)加强体质锻炼,增强抵抗疾病的能力。

(3)注意休息,避免感冒,定期复查。

(4)指导患者服药。

心血管系统疾病护理

第一节 心 绞 痛

一、稳定型心绞痛

(一)概念和特点

稳定型心绞痛也称劳力性心绞痛,是在冠状动脉固定性严重狭窄基础上,由于心肌负荷的增加引起心肌急剧的、暂时的缺血缺氧的临床综合征。其特点为阵发性的前胸压榨性疼痛或憋闷感觉,主要位于胸骨后部,可放射至心前区和左上肢尺侧,常发生于劳力负荷增加时,持续数分钟,休息或用硝酸酯类药物后疼痛消失。疼痛发作的程度、频度、性质及诱发因素在数周至数月内无明显变化。

(二)相关病理生理

患者在心绞痛发作之前,常有血压增高、心律增快、肺动脉压和肺毛细血管压增高的变化,反映心脏和肺的顺应性减低。发作时可有左心室收缩力和收缩速度降低、射血速度减慢、左心室收缩压下降、心输出量降低、左心室舒张末期压和血容量增加等左心室收缩和舒张功能障碍的病理生理变化。左心室壁可呈不协调收缩或部分心室壁有收缩减弱的现象。

(三)主要病因及诱因

本病的基本病因是冠状动脉粥样硬化。正常情况下,冠状动脉循环血流量具有很大的储备力量,其血流量可随身体的生理情况有显著的变化,休息时无症状。当劳累、激动、心力衰竭等使心脏负荷增加,心肌耗氧量增加时,对血液的需求增加,而冠状动脉的供血已不能相应增加,即可引起心绞痛。

(四)临床表现

1.症状

心绞痛以发作性胸痛为主要临床表现,典型疼痛的特点如下。

(1)部位:主要在胸骨体中、上段之后,可波及心前区,界限不清楚。常放射至左肩、左臂尺侧达无名指和小指,偶有疼痛放射至颈、咽或下颌部。

(2)性质:胸痛常有压迫、憋闷或紧缩感,也可有烧灼感,偶尔伴有濒死感。

(3)持续时间:疼痛出现后常逐步加重,持续 3～5 分钟,休息或含服硝酸甘油可迅速缓解,很少超过半小时。可数天或数周发作 1 次,亦可一天内发作数次。

2.体征

心绞痛发作时,患者面色苍白、出冷汗、心率增快、血压升高、表情焦虑。心尖部听诊有时出现奔马律,可有暂时性心尖部收缩期杂音,是由乳头肌缺血从而功能失调引起二尖瓣关闭不全所致。

3.诱因

发作常由体力劳动、情绪激动、饱餐、寒冷、吸烟、心动过速、休克等因素引起。

(五)辅助检查

1.心电图

(1)静息时心电图:约有 50% 的患者在正常范围,也可有陈旧性心肌梗死的改变或非特异性 ST 和 T 波异常。有时出现心律失常。

(2)心绞痛发作时心电图:绝大多数患者可出现暂时性心肌缺血引起的 ST 压低(≥0.1 mV),有时出现 T 波倒置,在平时有 T 波持续倒置的患者,发作时可变为直立(假性正常化)。

(3)心电图负荷试验:做运动负荷试验及 24 小时动态心电图,可显著提高缺血性心电图的检出率。

2.X 线检查

心脏 X 线检查可无异常,若已伴发缺血性心肌病可见心影增大、肺充血等。

3.放射性核素检查

利用放射性铊心肌显像所示灌注缺损,提示心肌供血不足或血供消失,对心肌缺血诊断较有价值。

4.超声心动图

多数稳定型心绞痛患者静息时超声心动图检查无异常;有陈旧性心肌梗死者或严重心肌缺血者二维超声心动图可探测到坏死区或缺血区心室壁的运动异常。运动或药物负荷超声心动图检查可以评价心肌灌注和存活性。

5.冠状动脉造影

选择性冠状动脉造影可使左、右冠状动脉及主要分支得到清楚的显影,具有确诊价值。

(六)治疗原则

治疗原则是改善冠状动脉血供和降低心肌耗氧量以改善患者症状,提高生活质量,同时治疗冠状动脉粥样硬化,预防心肌梗死和死亡,以延长生存期。

1.发作时的治疗

(1)休息:发作时立即休息,一般患者停止活动后症状即可消失。

(2)药物治疗:宜选用作用快的硝酸酯类药物,这类药物除可扩张冠状动脉增加冠状动脉血流量外,还可扩张外周血管,减轻心脏负荷,从而缓解心绞痛。如硝酸甘油 0.3～0.6 mg 或硝酸异山梨酯 3～10 mg 舌下含化。

2.缓解期的治疗

缓解期一般不须卧床休息,应避免各种已知的诱因。

(1)药物治疗:以改善预后的药物和减轻症状、改善缺血的药物为主,如阿司匹林、氯吡格雷、β受体阻滞剂、他汀类药物、血管紧张素转换酶抑制剂、硝酸酯类药物,其他如代谢性药物、中医中药。

(2)非药物治疗:包括运动锻炼疗法、血管重建治疗、增强型体外反搏等。

二、不稳定型心绞痛

(一)概念和特点

目前已趋向将典型的稳定型劳力性心绞痛以外的缺血性胸痛统称为不稳定型心绞痛。不稳定型心绞痛根据临床表现可分为静息型心绞痛、初发型心绞痛、恶化型心绞痛 3 种类型。

(二)相关病理生理

与稳定型心绞痛的差别主要在于冠状动脉内不稳定的粥样斑块继发的病理改变,使局部的心肌血流量明显下降,如斑块内出血、斑块纤维帽出现裂隙、表面有血小板聚集和(或)刺激冠状动脉痉挛,导致缺血性心绞痛,虽然也可因劳力负荷诱发,但劳力负荷终止后胸痛并不能缓解。

(三)主要病因及诱因

少部分不稳定型心绞痛患者心绞痛发作有明显的诱因。

1.增加心肌氧耗

感染、甲状腺功能亢进或心律失常。

2.冠状动脉血流减少

低血压。

3.血液携氧能力下降

贫血和低氧血症。

(四)临床表现

1.症状

不稳定型心绞痛患者胸部不适的性质与典型的稳定型心绞痛相似,通常程度更重,持续时间更长,可达数十分钟,胸痛在休息时也可发生。

2.体征

体检可发现一过性第三心音或第四心音,以及由于二尖瓣反流引起的一过性收缩期杂音,这些非特异性体征也可出现在稳定型心绞痛和心肌梗死患者,但详细的体格检查可发现潜在的加重心肌缺血的因素,并成为判断预后非常重要的依据。

(五)辅助检查

1.心电图

(1)大多数患者胸痛发作时有一过性 ST(抬高或压低)和 T 波(低平或倒置)改变,其中 ST 的动态改变($\geqslant$0.1 mV 的抬高或压低)是严重冠状动脉疾病的表现,可能会发生急性心肌梗死或猝死。

(2)连续 24 小时心电监测发现,85%～90%的心肌缺血,可不伴有心绞痛症状。

2.冠状动脉造影检查

在长期稳定型心绞痛基础上出现的不稳定型心绞痛患者,常有多支冠状动脉病变,而新发作静息型心绞痛患者,可能只有单支冠状动脉病变。在所有的不稳定型心绞痛患者中,3 支血管病变占 40%,2 支血管病变占 20%,左冠状动脉主干病变约占 20%,单支血管病变约占 10%,没有明显血管狭窄者占 10%。

3.心肌标志物检查

心脏肌钙蛋白 T 及 I 较传统的肌酸激酶(creatine kinase,CK)和肌酸激酶同工酶(CK-MB)更为敏感、更可靠。

4.其他

胸部 X 线、心脏超声波和放射性核素检查的结果,与稳定型心绞痛患者的结果相似,但阳性发现率会更高。

(六)治疗原则

不稳定型心绞痛是严重、具有潜在危险的疾病,病情发展难以预料,应使患者处于监控之下,疼痛发作频繁或持续不缓解及高危组的患者应立即住院。其治疗包括抗缺血治疗、抗血栓治疗和根据危险度分层进行的优创治疗。

1.一般治疗

发作时立即卧床休息,床边行 24 小时心电监护,严密观察血压、脉搏、呼吸、心率、心律变化,有呼吸困难、发绀者应给氧吸入,维持血氧饱和度达 95% 以上。如有必要,重测心肌坏死标志物。

2.止痛

烦躁不安、疼痛剧烈者,可考虑应用镇静剂如吗啡 5～10 mg 皮下注射;硝酸甘油或硝酸异山梨酯持续静脉滴注或微量泵输注,以 10 μg/min 开始,每 3～5 分钟增加 10 μg/min,直至症状缓解或出现血压下降为止。

3.抗凝

抗血小板和抗凝治疗是不稳定型心绞痛治疗至关重要的措施,应尽早应用阿司匹林、氯吡格雷、肝素或低分子肝素,以有效防止血栓形成,阻止病情进展为心肌梗死。

4.其他

对于个别病情极严重患者,若保守治疗效果不佳,心绞痛发作时 ST ≥0.1 mV,持续时间>20 分钟,或血肌钙蛋白含量升高者,在有条件的医院可行急诊冠状动脉造影,考虑经皮冠状动脉成形术。

二、护理评估

(一)一般评估

(1)患者有无面色苍白、出冷汗、心率加快、血压升高。

(2)患者主诉有无心绞痛发作症状。

(二)身体评估

(1)有无表情焦虑、皮肤湿冷、出冷汗。

(2)有无心律增快、血压升高。

(3)心尖区听诊是否闻及收缩期杂音,或听到第三心音或第四心音。

(三)心理-社会评估

患者能否控制情绪,避免激动或愤怒,以减少心悸耗氧量;家属能否做到给予患者安慰及细心的照顾,并督促定期复查。

(四)辅助检查结果的评估

(1)心电图有无 ST 及 T 波异常改变。

(2)24 小时连续心电监测有无心肌缺血的改变。

(3)冠状动脉造影检查结果有无显示单支或多支病变。

(4)心肌标志物肌钙蛋白 T 的峰值是否超过正常对照值的百分数。

(五)常用药物治疗效果的评估

1.硝酸酯类药物

心绞痛发作时,能及时舌下含化,迅速缓解疼痛。

2.他汀类药物

长期服用可以维持低密度脂蛋白胆固醇(low-density lipoprotein cholesterol,LDL-C)的目标值<1.8 mmol/L(70 mg/dL),且不出现肝酶和肌酶升高等不良反应。

三、护理诊断

(一)胸痛

胸痛与心肌缺血、缺氧有关。

(二)活动无耐力

活动无耐力与心肌氧的供需失调有关。

(三)知识缺乏

缺乏控制诱发因素及预防心绞痛发作的知识。

(四)潜在并发症

心肌梗死。

四、护理措施

(一)休息与活动

1.适量运动

运动应以有氧运动为主,运动的强度和时间因病情和个体差异而不同,必要时在监测下进行。

2.心绞痛发作

立即停止活动,就地休息。不稳定型心绞痛患者,应卧床休息,并密切观察。

(二)用药的指导

1.心绞痛发作

立即舌下含化硝酸甘油,用药后注意观察患者胸痛变化情况,如3~5分钟后仍不缓解,隔5分钟后可重复使用。对于心绞痛发作频繁者,静脉滴注硝酸甘油时,患者及家属不要擅自调整滴速,以防低血压发生。部分患者用药后出现面部潮红、头部胀痛、头晕、心动过速、心悸等不适,应告知患者是药物的扩血管作用所致,不必有顾虑。

2.应用他汀类药物

应严密监测转氨酶及肌酸激酶等生化指标,及时发现药物可能引起的肝脏损害和肌病。采用强化降脂治疗时,应注意监测药物的安全性。

(三)心理护理

安慰患者,缓解紧张不安情绪,改变急躁易怒性格,保持心理平衡。告知患者及家属过劳、情绪激动、饱餐、用力排便、寒冷刺激等都是心绞痛发作的诱因,应注意避免。

(四)健康教育

1.疾病知识指导

(1)合理膳食:宜摄入低热量、低脂、低胆固醇、低盐饮食,多食蔬菜、水果和粗纤维食物如芹菜、糙米等,避免暴饮暴食,应少食多餐。

(2)戒烟、限酒。

(3)适量运动:应以有氧运动为主,运动的强度和时间因病情和个体差异而不同,必要时在监测下进行。

(4)心理调适:保持心理平衡,可采取放松技术或与他人交流的方式缓解压力,避免接触心绞痛发作的诱因。

2.用药指导

指导患者出院后遵医嘱用药,不擅自增减药量,自我检测药物的不良反应。外出时随身携带硝酸甘油以备急用。硝酸甘油遇光易分解,应放在棕色瓶内存放于干燥处,以免潮解失效。药瓶开封后每6个月更换1次,以确保疗效。

3.病情检测指导

教会患者及家属心绞痛发作时的缓解方法,胸痛发作时应立即停止活动或舌下含服硝酸甘油。如连续含服3次仍不缓解,或心绞痛发作比以往频繁、程度加重、疼痛时间延长,应及时就医,警惕心肌梗死的发生。不典型心绞痛发作时,可能表现为牙痛、肩周炎、上腹痛等,为防治误诊,应尽快到医院做相关检查。

4.及时就诊的指标

(1)心绞痛发作时,舌下含化硝酸酯类药物无效或重复用药仍未缓解。

(2)心绞痛发作比以往频繁、程度加重、疼痛时间延长。

五、护理效果评估

(1)患者能坚持长期遵医嘱用药物治疗。

(2)心绞痛发作时,能立即停止活动,并舌下含服硝酸甘油。

(3)能预防和控制缺血症状,减少心肌梗死的发生。

(4)能戒烟、控制饮食。

(5)能坚持定期门诊复查。

第二节　心　肌　炎

一、疾病概述

(一)概念和特点

心肌炎是心肌的炎症性疾病。最常见病因为病毒感染,细菌、真菌、螺旋体、立克次体、原虫、蠕虫等感染也可引起心肌炎,但相对少见。肺感染性心肌炎的病因包括药物、毒物、放射、结缔组织病、血管炎、巨细胞心肌炎、结节病等。起病急缓不定,少数呈暴发性,可导致急性泵衰竭或猝死。病程多有自限性,但也可进展为扩张型心肌病。本节重点叙述病毒性心肌炎。

病毒性心肌炎指由嗜心肌性病毒感染引起的,以心肌非特异性间质性炎症为主要病变的心肌炎。病毒性心肌炎包括无症状的心肌局灶性炎症和心肌弥漫性炎症所致的重症心肌炎。

(二)相关病理生理

病毒性心肌炎的病理改变轻重不等。轻者常以局灶性病变为主,而重者则多呈弥漫性病变。局灶性病变的心肌外观正常,而弥漫性者则心肌苍白、松软,心脏呈不同程度的扩大、增重。镜检可见病变部位的心肌纤维变性或断裂,心肌细胞溶解、水肿、坏死。间质有不同程度水肿及淋巴细胞、单核细胞和少数多核细胞的浸润。病变以左心室及室间隔最显著,可波及心包、心内膜及传导系统。慢性病例可有心脏扩大,心肌间质炎症浸润及心肌纤维化并有瘢痕组织形成,心内膜呈弥漫性或局限性增厚,血管内皮肿胀等变化。

(三)主要病因与诱因

近年来,由于病毒学及免疫病理学的迅速发展,通过大量动物试验及临床观察,证明多种病毒皆可引起心肌炎。其中柯萨奇病毒 B_6 最常见,占 30%～50%。其他如埃柯病毒、脊髓灰质炎病毒也较常见。此外,人类腺病毒、流感、风疹、单纯疱疹、肝炎病毒、EB 病毒、巨细胞病毒和人类免疫缺陷病毒等,都能引起心肌炎。

(四)临床表现

1.症状

病毒性心肌炎患者的临床表现取决于病变的广泛程度和部位。轻者可无症状,重者可出现心源性休克及猝死。

(1)病毒感染症状:半数患者发病前 1～3 周有病毒感染前驱症状,如发热、全身倦怠、肌肉酸痛,或恶心、呕吐等消化道症状。

(2)心脏受累症状:患者常出现心悸、胸痛、呼吸困难、胸痛、乏力等表现。严重者甚至出现阿-斯综合征、心源性休克、猝死。绝大多数就诊患者以心律失常为主诉或首见症状。

2.体征

可见各种心律失常,以房性与室性期前收缩及房室传导阻滞最多见。心率可增快且与体温升高不相称。听诊可闻及第三、第四心音或奔马律,部分患者于心尖部闻及收缩期吹风样杂音。心力衰竭患者可有颈静脉怒张、肺部湿啰音、肝大等体征。重者可出现血压降低、四肢湿冷等心源性休克体征。

(五)辅助检查

1.血液生化及心脏损伤标志物检查

红细胞沉降率加快,C反应蛋白阳性,急性期或心肌炎活动期心肌肌酸激酶、肌钙蛋白含量增高。

2.病原学检查

血清柯萨奇病毒IgM抗体滴度明显增高,外周血肠道病毒核酸阳性或肝炎病毒血清学检查阳性,心内膜心肌活检有助于病原学诊断。

3.胸部X线

胸部X线可见心影扩大,有心包积液时可呈烧瓶样改变。

4.心电图

心电图常见ST、T波改变,包括ST轻度移位和T波倒置。可出现各型心律失常,特别是室性心律失常和房室传导阻滞等。

5.超声心动图

超声心动图可正常,也可显示左心室增大,室壁运动减低,左心室收缩功能降低,附壁血栓等。合并心包炎者可有心包积液。

(六)治疗原则

急性病毒性心肌炎至今无特效治疗,一般都采用对症及支持疗法,以减轻心肌负担,注意休息和营养等综合治疗为主。多年实践证明,心脏彩超诊断后,及时给予足够的休息,并避免再次病毒感染,可较快顺利恢复,减少后遗症。

1.一般治疗

目前尚无特异性治疗,以针对左心功能不全的支持治疗为主,注意休息和营养。卧床休息应延长到症状消失,心电图恢复正常,一般需3个月左右;心脏已扩大或曾经出现过心功能不全者应延长至半年,直至心脏不再缩小。心功能不全症状消失后,在密切观察下患者可逐渐增加活动量,恢复期仍应适当限制活动3~6个月。

2.抗病毒及免疫治疗

在心肌炎急性期,抗病毒是治疗的关键,应早期应用抗病毒药物,可抑制病毒复制。本病心肌受累之前,先有病毒血症过程,病毒在细胞内复制,可早期使用如黄芪、牛磺酸、干扰素、辅酶Q_{10}等中西医结合治疗病毒性心肌炎,有抗病毒、调节免疫和改善心脏功能等作用。

二、护理评估

(一)一般评估

了解患者有无上呼吸道、肠道或其他感染史,测量体温、脉搏、呼吸、血压,观察尿量及水肿情况。

(二)身体评估

1.测量心界

轻者心脏不扩大,或有暂时性扩大,不久即恢复。心脏扩大显著反映心肌炎广泛而严重。

2.测量心率

心率增快与体温不相称,或心率异常缓慢,均为心肌炎的可疑征象。

3.听诊

(1)心尖区第一心音可减低或分裂。心音可呈胎心样。心包摩擦音的出现提示有心包炎存在。

(2)杂音:心尖区可能有收缩期吹风样杂音或舒张期杂音,前者为发热、贫血、心腔扩大所致,后者因左心室扩大造成的相对性二尖瓣狭窄所致。杂音响度都不超过 3 级,心肌炎好转后即消失。

(3)心律失常:极常见,各种心律失常都可出现,以房性与室性期前收缩最常见,其次为房室传导阻滞。此外,心房颤动、病态窦房结综合征均可出现。心律失常是造成猝死的原因之一。

4.心力衰竭

重症弥漫性心肌炎患者可出现急性心力衰竭,属于心肌泵血功能衰竭,左、右心同时发生衰竭,引起心输出量过低,故除一般心力衰竭表现外,易合并心源性休克。

(三)心理-社会评估

患者的焦虑、紧张程度,能否积极配合治疗,患者及家属是否存在不了解介入或手术治疗效果而产生较大的心理压力的情况。

(四)辅助检查结果的评估

1.一般检查

(1)白细胞总数为 1 万～2 万,中性粒细胞数偏高。抗链球菌溶血素"O"大多数正常。

(2)损伤标志物:CK 及其同工酶 CK-MB、乳酸脱氢酶、谷草转氨酶在病程早期可增高。肌钙蛋白也可升高,而且持续时间较长。

(3)分离:从心包、心肌或心内膜分离出病毒,或用免疫荧光抗体检查找到心肌中有特异的病毒抗原,或电镜检查心肌发现有病毒颗粒,均可以确定诊断;咽洗液、粪便、血液、心包液中分离出病毒,同时结合恢复期血清中同型病毒中和抗体滴度较第 1 份血清升高或下降 4 倍以上,则有助于病原诊断。

(4)测定与病毒核酸检测:病毒特异性抗体,补体结合抗体的测定及用分子杂交法或聚合酶链反应(PCR)检测心肌细胞内的病毒核酸也有助于病原诊断。部分病毒性心肌炎患者可有抗心肌抗体出现,一般于短期内恢复,若持续提高,表示心肌炎病变处于活动期。

2.心电图

心电图在急性期有多变与易变的特点,对可疑病例应反复检查,以助诊断,其主要变化为 ST-T 改变,各种心律失常和传导阻滞。上呼吸道感染、腹泻等病毒感染后 3 周内新出现下列心律失常或心电图改变。

(1)ST-T 及 QRS 波的改变:ST 下降(心包积液时可见抬高),T 波低平、双向或倒置。可有低电压,QT 间期延长。大片心肌坏死时有宽大的 Q 波,类似心肌梗死。

(2)心律失常:除窦性心动过速、窦性心动过缓外,可见各种期前收缩(房性、室性、交界性),其中以室性期前收缩多见。室上性或室性心动过速、心房扑动或颤动,心室颤动也可见。

(3)传导阻滞:窦房、房室或室内传导阻滞颇为常见,其中以一度、二度房室传导阻滞最多见。恢复期以各种类型的期前收缩为多见。少数慢性期患儿可有房室肥厚的改变。

3.胸部 X 线

心影正常或有不同程度的增大,多数为轻度增大。若反复迁延不愈或合并心力衰竭,则心脏扩大明显。后者可见心脏搏动减弱,伴肺淤血、肺水肿或胸腔少量积液。有心包炎时,有积液征。

4.超声心动图

超声心动图主要表现:①心肌收缩功能异常;②心室充盈异常;③室壁节段性运动异常;④心脏扩大,以左心室扩大常见,多数属轻度扩大,对此类心脏扩大超声心动图较 X 线检查更为敏感。病毒性心肌炎心脏扩大经治疗后,多数逐渐恢复正常。因此,超声心动图随诊观察对病毒性心肌炎的病程变化了解具有很大价值。

(五)常用药物治疗效果的评估

1.抗病毒及免疫治疗

抗病毒治疗主要用于疾病早期,可抑制病毒复制。本病心肌受累之前,先有病毒血症过程,病毒在细胞内复制,可早期使用如黄芪、牛磺酸、干扰素、辅酶 Q_{10} 等中西医结合治疗病毒性心肌炎,有抗病毒、调节免疫和改善心脏功能等作用。

2.心律失常的治疗

如果期前收缩无明显临床不适症状,不一定马上给予抗心律失常治疗,可以随访观察,并做好患者的解释工作,使其了解该病的预后,消除恐惧心理。

3.免疫抑制疗法

糖皮质激素治疗仍有争论。

4.改善心肌代谢及抗氧化治疗

大量研究证明,氧自由基升高与病毒性心肌炎的发病密切相关,采用抗氧化剂治疗病毒性心肌炎有肯定疗效。目前常用的药物有辅酶 Q_{10}、曲美他嗪、肌苷、ATP、1,6-二磷酸果糖等。大剂量维生素 C 清除氧自由基的疗效最为肯定,而且其酸度不影响心肌细胞代谢,也无明显毒副作用。

三、护理诊断

(一)活动无耐力

活动无耐力与心肌受损、心律失常有关。

(二)体温过高

体温过高与心肌炎症有关。

(三)焦虑

焦虑与病情加重担心疾病预后有关。

(四)潜在并发症

心律失常、心力衰竭。

四、护理措施

(一)休息与活动

提供一个安静、舒适的环境,急性期须卧床休息 2～3 个月,直到状态消失,血清心肌酶、心电图等恢复正常后,方可逐渐增加活动量。若出现心律失常,应延长卧床时间。心脏扩大或出现心力衰竭者应卧床休息半年。恢复期仍应适当限制活动 3～6 个月。

(二)饮食

给予高热量、高蛋白、高维生素饮食,易消化的饮食,多吃新鲜蔬菜和水果,以促进心肌细胞恢复。注意进食不宜过饱,禁食用咖啡、浓茶及其他刺激性食物,心力衰竭者限制钠盐摄入、忌烟酒。保持排便通畅,必要时给予缓泻剂,避免因便秘而加重心脏负担。

(三)病情观察

密切监测患者生命体征,包括体温、脉搏、呼吸、血压;注意心率及心律的改变,观察有无频发室性期前收缩、短暂室速、房室传导阻滞;注意有无胸闷、呼吸困难、颈静脉怒张等表现;有无咯血、肺部啰音及肺水肿等。当患者出现呼吸困难、发绀、咳粉红色泡沫状痰、双肺布满干湿性啰音,提示出现急性肺水肿。

(四)用药指导

病毒性心肌炎患者可发生心力衰竭,对于应用洋地黄的患者应特别注意其毒性反应,因为心肌炎时心肌细胞对洋地黄的耐受性差。使用糖皮质激素时,注意遵医嘱用量,不可随意增加或减少剂量,更不可随意停药或延长服用时间。

(五)心理护理

向患者耐心解释卧床休息的必要性,解释病情和治疗方案,告诉患者不良情绪会加重心脏负荷,给予心理安慰,消除患者的焦虑、恐惧心理,减轻心理压力,避免环境和精神刺激,防止情绪激动,主动配合治疗,早日康复。

(六)健康教育

1.疾病知识指导

急性心肌炎患者出院后需继续休息 3～6 个月。严重心肌炎伴心界扩大者,应休息 6～12 个月,直到症状消失。

2.饮食指导

应进食高蛋白、高维生素、清淡易消化饮食。注意补充富含维生素 C 的新鲜蔬菜、水果,戒烟、酒及刺激性食物,以促进心肌代谢与修复。

3.生活与运动指导

养成定时排便的习惯防便秘,排便时不宜用力、屏气等。无并发症者鼓励患者适当锻炼身体以增强机体抵抗力。

4.自我检测指导

教会患者及家属测脉搏、节律,发现异常应随时就诊。坚持药物治疗,定期随访。

5.及时就诊的指标

(1)发现脉搏、节律异常,或有胸闷、心悸等症状时。

(2)发生晕厥、血压明显降低时。

五、护理效果评估

(1)患者掌握限制最大活动量的指征,能参与制订并实施活动计划,掌握活动中自我监测脉搏和活动过量症状的方法。

(2)患者能控制情绪,心理状态稳定。

(3)患者未发生猝死或发生致命性心律失常时能得到及时发现和处理。

第三节　急性心包炎

急性心包炎为心包脏层和壁层的急性炎症,可由细菌、病毒、自身免疫、物理、化学等因素引起。主要病因为风湿热、结核及细菌性感染。近年来,病毒感染性、肿瘤性、尿毒症性及心肌梗死性心包炎发病率明显升高。分为纤维蛋白性和渗出性两种。

一、病因

(一)感染性心包炎

感染性心包炎以细菌最为常见,尤其是结核菌和化脓菌感染,其他病菌有病毒、肺炎支原体、真菌和寄生虫等。

(二)非感染性心包炎

非感染性心包炎以风湿性为最常见,其他有心肌梗死性、尿毒症性、结缔组织病性、变态反应性、肿瘤性、放射线性和乳糜性等。临床上以结核性、风湿性、

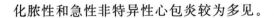

化脓性和急性非特异性心包炎较为多见。

二、临床表现

(一)心前区疼痛

心前区疼痛为纤维蛋白性心包炎的主要症状,可放射到颈部、左肩、左臂及左肩胛骨。疼痛也可呈压榨样,位于胸骨后。

(二)呼吸困难

呼吸困难是心包积液最突出的症状,可有端坐呼吸、身体前倾、呼吸浅速、面色苍白、发绀。

(三)心包摩擦音

心包摩擦音是纤维蛋白性心包炎的特异性征象,以胸骨左缘第3、第4肋间听诊最为明显。渗出性心包炎心脏叩诊浊音界向两侧增大为绝对浊音区,心尖冲动弱,心音低而遥远。大量心包积液时可出现心包积液征,可出现奇脉、颈静脉怒张、肝肿大、腹水及下肢水肿等。

三、诊断要点

根据心前区疼痛、呼吸困难、全身中毒症状,以及心包摩擦音、心音遥远等临床征象,结合心电图、X线表现和超声心动图等检查,便可确诊。

四、治疗

如结核性心包炎应给予抗结核治疗,总疗程不少于半年至1年;化脓性心包炎除使用足量、有效的抗生素外,应早期施行心包切开引流术;风湿性心包炎主要是抗风湿治疗;急性非特异性心包炎目前常采用抗生素及皮质激素合并治疗。心包渗液较多且心脏受压明显者,可行心包穿刺,以解除心包填塞症状。

五、评估要点

(一)一般情况

观察生命体征有无异常,询问有无过敏史、家族史、有无发热、消瘦等,了解患者对疾病的认识。

(二)专科情况

(1)呼吸困难的程度、肺部啰音的变化。

(2)心前区疼痛的性质、部位及其变化,是否可闻及心包摩擦音。

（3）是否有颈静脉怒张、肝大、下肢水肿等心功能不全的表现。

（4）是否有心包积液征：左肩胛骨下出现浊音及左肺受压时引起的支气管呼吸音。心脏叩诊的性质。

（三）实验室及其他检查

1.心电图

心电图改变主要由心外膜下心肌受累而引起，多个导联出现弓背向下的 ST 段抬高；心包渗液时可有 QRS 波群低电压。

2.超声心动图

超声心动图是简而易行的可靠方法，可见液性暗区。

3.心包穿刺

心包穿刺证实心包积液的存在，并进一步确定积液的性质及药物治疗。

六、护理诊断

（一）气体交换受损

气体交换受损与肺瘀血、肺或支气管受压有关。

（二）疼痛

心前区痛与心包炎有关。

（三）体温过高

体温过高与细菌、病毒等因素导致急性炎症反应有关。

（四）活动无耐力

活动无耐力与心输出量减少有关。

七、护理措施

（1）给予氧气吸入，充分休息，保持情绪稳定，注意防寒保暖，防止呼吸道感染。

（2）给予高热量、高蛋白、高维生素易消化饮食，限制钠盐摄入。

（3）帮助患者采取半卧位或前倾坐位，保持舒适。

（4）记录心包抽液的量、性质，按要求留标本送检。

（5）控制输液滴速，防止加重心脏负荷。

（6）加强巡视，及早发现心包填塞的症状，如心动过速、血压下降等。

（7）遵医嘱给予抗菌、抗结核、抗肿瘤等药物治疗，密切观察药物不良反应。

(8)应用止痛药物时,观察止痛药物的疗效。

八、应急措施

出现心包压塞征象时,保持患者平卧位;迅速建立静脉通路,遵医嘱给予升压药;密切观察生命体征的变化,准备好抢救物品;配合医师做好紧急心包穿刺。

九、健康教育

(1)嘱患者应注意充分休息,加强营养。注意防寒保暖,防止呼吸道感染。

(2)告诉患者应坚持足够疗程的药物治疗,勿擅自停药。

(3)对缩窄性心包炎的患者应讲明行心包切除术的重要性,消除其顾虑,尽早接受手术治疗。

第四节　心力衰竭

心力衰竭是由于心脏收缩功能和(或)舒张功能障碍,不能将静脉回心血量充分排出心脏,造成静脉系统淤血及动脉系统血液灌注不足而出现的综合征。

一、病因

(一)基本病因

1.心肌损伤

任何大面积(大于心室面积的40%)的心肌损伤都会导致心脏收缩和(或)舒张功能的障碍。

2.心脏负荷过重

压力负荷(后负荷)过重,心脏排血阻力增大,心输出量降低,心室收缩期负荷过度,引起心室肥厚性心力衰竭;容量负荷(前负荷)过重,心脏舒张期容量增大,心输出量减低,引起心室扩张性心力衰竭。

3.机械障碍

腱索或乳头肌断裂,心室间隔穿孔,心脏瓣膜严重狭窄或关闭不全等引起的心脏机械功能衰退,导致心力衰竭。

4.心脏负荷不足

如缩窄性心包炎,大量心包积液,限制性心肌病等,使静脉血液回心受限,因而心室心房充盈不足,腔静脉及门脉系统淤血,心输出量减低。

5.血液循环容量过多

如静脉过多过快输液,尤其在无尿少尿时超量输液,急性或慢性肾炎引起高度水、钠潴留,高度水肿等均引起血液循环容量急剧膨胀而致心力衰竭。

(二)诱发因素

1.感染

感染可增加基础代谢,增加机体耗氧,增加心输出量而诱发心力衰竭,尤其呼吸道感染较多见。

2.体力过劳

正常心脏在体力活动时,随身体代谢增高心输出量也随之增加。而有器质性心脏病患者体力活动时,心率增快,心肌耗氧量增加,心输出量减少,冠状动脉血液灌注不足,导致心肌缺血,心慌气急,诱发心力衰竭。

3.情绪激动

情绪激动促使儿茶酚胺释放,心率增快,心肌耗氧增加,动脉与静脉血管痉挛,增加心脏前后负荷而诱发心力衰竭。

4.妊娠与分娩

风湿性心脏病或先天性心脏病患者,心功能低下,在妊娠32～34周,分娩期及产褥期最初3天内心脏负荷最重,易诱发心力衰竭。

5.动脉栓塞

心脏病患者长期卧床,静脉系统长期处于淤血状态,容易形成血栓,一旦血栓脱落导致肺栓塞,加重肺循环阻力诱发心力衰竭。

6.水、钠摄入量过多

心功能减退时,肾脏排水、排钠功能减弱,如果水、钠摄入量过多可引起水、钠潴留,血容量扩增。

7.心律失常

心动过速可使心脏无效收缩次数增加而加重心脏负荷;心脏舒张期缩短使心室充盈受限进而降低心输出量,同时心脏氧渗透期缩短不利于心肌代谢。

8.冠脉痉挛

冠状动脉粥样硬化,易发生冠脉痉挛,引起心肌缺血导致心脏收缩或舒张功能障碍。

9.药物反应

因用药或停药不当导致的心力衰竭或心力衰竭恶化不在少数。慢性心力衰竭不该停用强心剂而停用,服用过量洋地黄、利尿剂或抗心律失常药,都可导致心力衰竭恶化。

二、病理生理

(一)心脏的代偿机制

正常心脏有比较充足的储备能力,以适应一般生活需要所增加的心脏负担。当心脏功能减退,心输出量降低不足以供应机体需要时,机体将同时通过神经、体液等机制进行调整,力争恢复心输出量。

(1)反射性交感神经兴奋,迷走神经抑制,代偿性心率加快及心肌收缩力加强,以维持心输出量。由于交感神经兴奋,外周血管及小动脉收缩可使血压维持正常而不随心输出量降低而下降;小静脉收缩可使静脉回心血量增加,从而使心搏血量增加。

(2)心肌肥厚:长期的负荷加重,使心肌肥厚和心室扩张,维持心输出量。然而,扩大和肥厚的心脏虽然完成较多的工作,但它耗氧量也随之增加,可是心肌内毛细血管数量并没有相应的增加,所以,扩大肥厚的心肌细胞相对的供血不足。

(3)心率增快:心率加快在一定范围内使心输出量增加,但如果心率太快则心脏舒张期显著缩短,使心室充盈不足,导致心输出量降低及静脉淤血加重。

(二)心脏的失代偿机制

当心脏储备力耗损至不能适应机体代谢的需要时,心功能便由代偿转为失代偿阶段,即心力衰竭。

心力衰竭时,心输出量相对或绝对的降低,一方面供给各器官的血流不足,引起各器官组织的功能改变,血液重新分配,首先为保证心、脑、肾血液供应,皮肤、内脏、肌肉的供血相应有较大的减少。肾血流量减少时,可使肾小球滤过率降低和肾素分泌增加,进而促使肾上腺皮质的醛固酮分泌增加,引起水、钠潴留,血容量增加,静脉和毛细血管充血和压力增加。另一方面,心脏收缩力减弱,不能完全排出静脉回流的血液,心室收缩末期残留血量增多,心室舒张末期压力升高,遂使静脉回流受阻,引起静脉淤血和静脉压力升高,从而引起外周毛细血管的漏出增加,水分渗入组织间隙引起各脏器淤血水肿;肝脏淤血时对醛固酮的灭活减少;以及抗利尿激素分泌增加,肾排水量进一步减少,水、钠潴留进一步加重,这也是水肿发生和加重的原因。

根据心脏代偿功能发挥的情况及失代偿的程度,可将心力衰竭分为三度,或心功能Ⅳ级。①Ⅰ级:有心脏病的客观证据,而无呼吸困难、心悸、水肿等症状(心功能代偿期)。②Ⅱ级:日常劳动并无异常感觉,但稍重劳动即有心悸、气急等症状(心力衰竭一度)。③Ⅲ级:普通劳动亦有症状,但休息时消失(心力衰竭二度)。④Ⅳ级:休息时也有明显症状,甚至卧床仍有症状(心力衰竭三度)。

三、临床表现

心力衰竭在早期可仅有一侧衰竭,临床上以左心衰竭为多见,但左心衰竭后,右心也相继发生功能损害,最后导致全心衰竭。临床表现的轻重,常依病情发展的快慢和患者的耐受能力的不同而不同。

(一)左心衰竭

1.呼吸困难

轻症患者自觉呼吸困难,重者同时有呼吸困难和短促的征象。早期仅发生于劳动或运动时,休息后很快消失。这是由于劳动促使回心血量增加,肺淤血加重的缘故。随着病情加重,轻度劳动即感到呼吸困难,严重者休息时亦感呼吸困难,以致被迫采取半卧位或坐位,为端坐呼吸。

2.阵发性呼吸困难

阵发性呼吸困难多发生于夜间,故又称为阵发性夜间性呼吸困难。患者常在熟睡中惊醒,出现严重呼吸困难及窒息感,被迫坐起,咳嗽频繁,咳粉红色泡沫样痰液。轻者数分钟,重者经1~2小时逐渐停止。阵发性呼吸困难的发生原因,可能为:①睡眠时平卧位,回心血量增加,超过左心负荷的限度,加重了肺淤血。②睡眠时,膈肌上升,肺活量减少。③夜间迷走神经兴奋性增高,使冠状动脉和支气管收缩,影响了心肌的血液供应,发生支气管痉挛,降低心肌收缩性能和肺通气量,肺淤血加重。④熟睡时中枢神经敏感度降低,因此,肺淤血必须达到一定程度后方能使患者因气喘惊醒。

3.急性肺水肿

急性肺水肿是左心衰竭的重症表现,是阵发性呼吸困难的进一步发展。常突然发生,呈端坐呼吸,表情焦虑不安,频频咳嗽,咳大量泡沫状或血性泡沫性痰液,严重时可有大量泡沫样液体由鼻涌出,面色苍白,口唇发绀,皮肤湿冷,两肺布满湿啰音及哮鸣音,血压可下降,甚至休克。

4.咳嗽和咯血

咳嗽和咯血为肺泡和支气管黏膜淤血所致,多与呼吸困难并存,咳白色泡沫样黏痰或血性痰。

5.其他症状

其他症状可有疲乏无力、失眠、心悸、发绀等。严重患者脑缺氧缺血时可出现陈-施呼吸、嗜睡、眩晕、意识丧失、抽搐等。

6.体征

除原有心脏病体征外,可有舒张期奔马律、交替脉、肺动脉瓣区第二心音亢进。轻症肺底部可听到散在湿性啰音,重症则湿啰音满布全肺。有时可伴哮鸣音。

7.X线及其他检查

X线检查可见左心扩大及肺淤血,肺纹理增粗。急性肺水肿时可见由肺门伸向肺野呈蝶形的云雾状阴影。心电图检查可出现心率快及左心室肥厚图形。臂-舌循环时间延长(正常10～15秒钟),臂-肺循环时间正常(4～8秒钟)。

(二)右心衰竭

1.水肿

皮下水肿是右心衰竭的典型症状。在水肿出现前,由于体内已有钠、水潴留,体液潴留达5 kg以上才出现水肿,故多只有体重增加。水肿多先见于下肢,卧床患者则在腰,背及骶部等低重部位明显,呈凹陷性水肿。重症则波及全身。水肿多于傍晚发生或加重,休息一夜后消失或减轻,伴有夜间尿量增加。这是由于夜间休息时,回心血量比白天活动时增多,心脏能将静脉回流血量排出,心室收缩末期残留血量减少,静脉和毛细血管压力有所减轻,因而水肿减轻或消退。

少数患者可出现胸腔积液和腹水。胸腔积液可同时见于左、右两侧胸腔,但以右侧较多,其原因不甚明了。由于壁层胸膜静脉回流体静脉,而脏层胸膜静脉血流入肺静脉,因而胸腔积液多见于左、右心衰竭并存时。腹水多由心源性肝硬化引起。

2.颈静脉怒张和内脏淤血

坐位或半卧位时可见颈静脉怒张,其出现常较皮下水肿或肝大出现为早,同时可见舌下、手臂等浅表静脉异常充盈。肝大并压痛可先于皮下水肿出现。长期肝淤血,缺氧,可引起肝细胞变性、坏死,并发展为心源性肝硬化,肝功能检查异常或出现黄疸。若有三尖瓣关闭不全并存,肝脏触诊呈扩张性搏动。胃肠道淤血常引起消化不良、食欲减退、腹胀、恶心和呕吐等症状。肾淤血致尿量减少,尿中可有少量蛋白和细胞。

3.发绀

右心衰竭患者多有不同程度发绀,首先见于指端,口唇和耳郭,较单纯左心功能不全者为显著,其原因除血红蛋白在肺部氧合不全外,与血流缓慢,组织自身毛细血管中吸取较多的氧而使还原血红蛋白增加有关。严重贫血者则不出现发绀。

4.神经系统症状

可有神经过敏,失眠,嗜睡等症状。重者可发生精神错乱,可能是脑出血,缺氧或电解质紊乱等原因引起。

5.心脏及其他检查

心脏及其他检查主要为原有心脏病体征,由于右心衰竭常继发于左心衰竭的基础上,因而左、右心均可扩大。右心扩大引起了三尖瓣关闭不全时,在三尖瓣音区可听到收缩期吹风样杂音。静脉压增高。臂-肺循环时间延长,因而臂-舌循环时间也延长。

(三)全心衰竭

左、右心功能不全的临床表现同时存在,但患者或以左心衰竭的表现为主或以右心衰竭的表现为主,左心衰竭肺充血的临床表现可因右心衰竭的发生而减轻。

四、护理

(一)护理要点

(1)减轻心脏负担,预防心力衰竭的发生。

(2)合理使用强心、利尿、扩血管药物,改善心功能。

(3)密切观察病情变化,及时救治急性心力衰竭。

(4)健康教育。

(二)减轻心脏负担,预防心力衰竭

休息可减少全身肌肉活动,减少氧的消耗,也可减少静脉回心血量及减慢心率,从而减轻心脏负担。根据患者病情适当安排其生活和劳动,可以尽量减轻心脏负荷。对于轻度心力衰竭患者,可仅限制其体力活动,并规定充分的午睡时间或较正常人多一些的夜间睡眠时间。较重的心力衰竭患者均应卧床休息,并尽可能使卧床休息患者的体位舒适。当心力衰竭表现有明显改善时,应尽快允许和鼓励患者逐渐恢复体力活动,恢复体力活动的速度和程度视患者心力衰竭的严重程度和发作时间的长短及患者对治疗的反应等而定。如心脏功能已完全恢

复正常或接近正常,则每天可作轻度的体力活动。

饮食应少食多餐,给予低热量、多维生素、易消化食物,避免过饱,加重心脏负担。目前由于利尿剂应用方便。对钠盐限制不必过于严格,一般轻度心力衰竭患者每天摄入食盐 5 g 左右(正常人每天摄入食盐 10 g 左右),中度心力衰竭患者给予低盐饮食(含钠 2～4 g),重度心力衰竭患者给予无钠饮食。如果经一般限盐、利尿,病情未能很好控制者,则应进一步严格限盐,摄入量不超过 1 g。饮水量一般不加限制,仅在并发稀释性低钠血症者,限制每天入水量 500 mL左右。

(三)合理使用强心药物并观察毒性反应

洋地黄类强心苷是目前治疗心力衰竭的主要药物,能直接加强心肌收缩力,增加心输出量,从而使心脏收缩末期残余血量减少,舒张末期压力下降,有利于缓解各器官的淤血,增加尿量,减慢心率。常用的给药方法:负荷量加维持量,在短期内,1～3 天给予一定的负荷量,以后每天用维持量,适用于急性心力衰竭,较重的心力衰竭或需尽快控制病情的患者;单用维持量。近年来证实,洋地黄类药物治疗剂量的大小与其增强心肌收缩力作用呈线性关系,故对较轻的心力衰竭和易发生中毒的患者可用较小的剂量,而不采用惯用的洋地黄负荷量法,尤其对慢性心力衰竭更适用。

洋地黄用量的个体差异大,且治疗剂量与中毒剂量较接近,故用药期间需要密切观察洋地黄的毒性反应。洋地黄毒性反应有如下几种。①消化道反应:食欲缺乏、恶心、呕吐、腹泻等。②神经系统反应:头痛、眩晕、视觉改变(黄视或绿视)。③心脏反应:可发生各种心律失常,常见的心律失常类型为室性期前收缩,尤其是呈二联、三联或呈多源性者。其他有房性心动过速伴有房室传导阻滞、交界性心动过速、各种不同程度的房室传导阻滞、室性心动过速、心房纤维颤动等。④血清洋地黄含量:放射性核素免疫法测定血清地高辛含量<2.0 ng/mL,或洋地黄毒苷<20 μg/mL 为安全剂量。中毒者多数大于以上浓度。

使用洋地黄类药物时注意事项:①服药前要先了解病史,如询问已用洋地黄情况,利尿剂的使用情况及电解质浓度如何,如果存在低钾,低镁易诱发洋地黄中毒。②心力衰竭反复发作,严重缺氧,心脏明显扩大的患者对洋地黄药物耐受性差,宜小剂量使用。③询问有无合并使用增加或降低洋地黄敏感性的药物,如普萘洛尔、利血平、利尿剂、抗甲状腺药物、维拉帕米、胺碘酮、肾上腺素等可增加洋地黄敏感性;而考来烯胺,抗酸药物,降胆固醇药及巴比妥类药则可降低洋地黄敏感性。④了解肝脏、肾脏功能,地高辛主要自肾脏排泄,肾功能不全的,宜减少用量;洋地黄毒苷经肝脏代谢,由胆管排泄,部分转化为地高辛。⑤密切观察洋地黄毒性反应。⑥静脉给药时应用5%～20%的 GS 溶液稀释,混匀后缓慢静脉推注,一般不少于 10 分钟,用药时注意听诊心率及节律的变化。

(四)观察应用利尿剂后的反应

慢性心力衰竭患者,首选噻嗪类药,采用间歇用药,即每周固定服药 2～3 天,停用 4～5 天。若无效可加服氨苯蝶啶或螺内酯。如果上两药联用效果仍不理想可以呋塞米代替噻嗪类药物。急性心力衰竭或肺水肿者,首选呋塞米或利尿酸钠或汞撒利等快速利尿剂。在应用利尿剂 1 小时后,静脉缓慢注射氨茶碱0.25 g,可增加利尿效果。应用利尿剂后要密切观察尿量,每天测体重,准确记录 24 小时液体出入量,大量利尿者应测血压,脉搏和抽血查电解质,观察有无利尿过度引起的脱水,低血容量和电解质紊乱的表现,尤其是应用排钾利尿剂后有无乏力、恶心、呕吐、腹胀等低钾表现。对于利尿反应差者,应找出利尿不佳的原因,如了解肾脏功能情况,是否存在低血压、低血钾、低血镁或稀释性低钠血症,及用药是否合理等。

(五)合理使用扩血管药物并观察用药反应

血管扩张剂可以扩张外周小动脉,减轻心脏排血时的阻力,而减轻心脏后负荷;又可以扩张外周静脉,减少回心血量,减轻心脏前负荷,进而改善心功能。常用的扩张静脉为主的药物有硝酸甘油、硝酸酯类及吗啡类药物;扩张动脉为主的药物有平胺唑啉、肼苯达嗪、硝苯地平;兼有扩张动脉和静脉的药物有硝普钠、哌唑嗪及卡托普利等。在开始使用血管扩张剂时,要密切观察病情和用药前后血压,心率的变化,慎防血管扩张过度,心脏充盈不足,血压下降,心率加快等不良反应。用血管扩张剂注意,应从小剂量开始,用药前后对比心率,血压变化情况或床边监测血流动力学。根据具体情况,每 5～10 分钟测量 1 次,若用药后血压较用药前降低 1.3～2.6 kPa,应谨慎调整药物浓度或停用。

(六)急性肺水肿的救治及护理

急性肺水肿为急性左心功能不全或急性左心衰竭的主要表现。多因突发严重的左心室排血不足或左心房排血受阻引起肺静脉及肺毛细血管压力急剧升高所致。当肺毛细血管压升高超过血浆胶体渗透压时,液体即从毛细血管漏到肺间质、肺泡甚至气道内,引起肺水肿。典型发作表现为突然严重气急,每分钟呼吸可达 30～40 次,端坐呼吸,阵发咳嗽,面色苍白,大汗,常咳出泡沫样痰,严重者可从口腔和鼻腔内涌出大量粉红色泡沫液体。发作时心率、脉搏增快,血压在

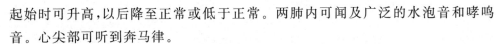

起始时可升高,以后降至正常或低于正常。两肺内可闻及广泛的水泡音和哮鸣音。心尖部可听到奔马律。

1.治疗原则

(1)减少肺循环血量和静脉回心血量。

(2)增加心搏量,包括增强心肌收缩力和降低外周血管阻力。

(3)减少血容量。

(4)减少肺泡内液体漏出,保证气体交换。

2.护理措施

(1)使患者取坐位或半卧位,两腿下垂,减少下肢静脉回流,减少回心血量。

(2)立即皮下注射吗啡 10 mg 或哌替啶 50～100 mg,使患者安静及减轻呼吸困难。但对昏迷、严重休克、有呼吸道疾病或痰液极多者忌用,年老、体衰、瘦小者应减量。

(3)改善通气-换气功能,轻度肺水肿早期高流量氧气吸入,开始是 2～3 L/min,以后逐渐增至4～6 L/min,氧气湿化瓶内加 75 ％乙醇或选用有机硅消泡沫剂,以降低肺泡内泡沫的表面张力,使泡沫破裂,改善通气功能。肺水肿明显出现即应作气管插管进行加压辅助呼吸,改善通气与氧的弥散,减少肺内分流,提高血氧分压。肺水肿基本控制后,可采用呼吸机间歇正压呼吸,如果动脉血氧分压＜9.3 kPa 时,可改为持续正压呼吸。

(4)速给毛花苷 C 0.4 mg 或毒毛花苷 K 0.25 mg,加入葡萄糖溶液中缓慢静脉推注。

(5)快速利尿,如呋塞米 20～40 mg 或利尿酸钠 25 mg 静脉注射。

(6)静脉注射氨茶碱 0.25 g 用 50％葡萄糖液 20～40 mL 稀释后缓慢注入,减轻支气管痉挛,增加心肌收缩力和促进尿液排出。

(7)氢化可的松 100～200 mg 或地塞米松 10 mg 溶于葡萄糖中静脉注射。

(七)健康教育

随着人们生活水平的不断提高,人们对生活质量的要求也越来越高。心力衰竭的转归及治愈程度将直接影响患者的生活质量,预防心力衰竭发生以保证患者的生活质量就显得更为重要。首先要避免诱发因素,如气候转换时要预防感冒,及时添加衣服;以乐观的态度对待生活,情绪平稳,不要大起大落过于激动;体力劳动不要过重;适当掌握有关的医学知识以便自我保健等。其次,对已明确心功能Ⅱ级、Ⅲ级的患者要按一般治疗标准,合理正确按医嘱服用强心、利尿、扩血管药物,注意休息和营养,并定期门诊随访。

呼吸系统疾病护理

第一节 支气管哮喘

支气管哮喘是一种慢性气管炎症性疾病,其支气管壁存在以肥大细胞、嗜酸性粒细胞和 T 淋巴细胞为主的炎性细胞浸润,可经治疗缓解或自然缓解。本病多发于青少年,儿童多于成人,城市多于农村。近年的流行病学显示,哮喘的发病率或病死率均有所增加,我国哮喘发病率为 $1‰\sim2‰$。支气管哮喘的病因较为复杂,大多在遗传因素的基础上,受到体内外多种因素激发而发病,并反复发作。

一、临床表现

(一)症状和体征

典型的支气管哮喘,发作前多有鼻痒、打喷嚏、流涕、咳嗽、胸闷等先兆症状,进而出现呼气性的呼吸困难伴喘鸣,患者被迫呈端坐呼吸,咳嗽、咳痰。发作持续几十分钟至数小时后自行或经治疗缓解。此为速发性哮喘反应。迟发性哮喘反应时,患者气管呈持续高反应性状态,上述表现更为明显,较难控制。

少数患者可出现哮喘重度或危重度发作,表现为重度呼气性呼吸困难、焦虑,烦躁、端坐呼吸、大汗淋漓、嗜睡或意识模糊,经应用一般支气管扩张药物不能缓解。此类患者不及时救治,可危及生命。

(二)辅助检查

1.血液检查

嗜酸性粒细胞、血清总免疫球蛋白 E(IgE)及特异性免疫球蛋白 E 均可增高。

2.胸部 X 线检查

哮喘发作期由于肺脏充气过度,肺部透亮度增高,合并感染时可见肺纹理增多及炎症阴影。

3.肺功能检查

哮喘发作期有关呼气流速的各项指标,如第 1 秒用力呼气容积(FEV)、最大呼气流速峰值(PEF)等均降低。

二、治疗原则

本病的防治原则是去除病因,控制发作和预防发作。控制发作应根据患者发作的轻重程度,抓住解痉、抗炎两个主要环节,迅速控制症状。

(一)解痉

哮喘轻、中度发作时,常用氨茶碱稀释后静脉注射或加入液体中静脉滴注。根据病情吸入或口服 β_2 受体激动剂。常用的 β_2 受体激动剂气雾吸入剂有特布他林、沙丁胺醇等。

哮喘重度发作时,应及早静脉给予足量氨茶碱及琥珀酸氢化可的松或甲泼尼松龙琥珀酸钠,待病情得到控制后再逐渐减量,改为口服泼尼松龙,或根据病情吸入糖皮质激素,应注意不宜骤然停药,以免复发。

(二)抗感染

肺部感染的患者,应根据细菌培养及药敏结果选择应用有效抗生素。

(三)稳定内环境

及时纠正水、电解质及酸碱失衡。

(四)保证气管通畅

痰多而黏稠不易咳出或有严重缺氧及二氧化碳潴留者,应及时行气管插管吸出痰液,必要时行机械通气。

三、护理

(一)一般护理

(1)将患者安置在清洁、安静、空气新鲜、阳光充足的房间,避免接触变应原,如花粉、皮毛、油烟等。护理操作时防止灰尘飞扬。喷洒灭蚊蝇剂或某些消毒剂时要转移患者。

（2）患者哮喘发作呼吸困难时应给予适宜的靠背架或过床桌，让患者伏桌而坐，以帮助呼吸，减少疲劳。

（3）给予营养丰富的易消化的饮食，多食蔬菜、水果，多饮水。同时注意保持大便通畅，减少因用力排便所致的疲劳。严禁食用与患者发病有关的食物，如鱼、虾、蟹等，并协助患者寻找变应原。

（4）危重期患者应保持皮肤清洁干燥，定时翻身，防止褥疮发生。因大剂量使用糖皮质激素，应做好口腔护理，防止发生口腔炎。

（5）哮喘重度发作时，由于大汗淋漓，呼吸困难甚至有窒息感，所以患者极度紧张、烦躁、疲倦。要耐心安慰患者，及时满足患者需求，缓解紧张情绪。

（二）观察要点

1.观察哮喘发作先兆

如患者主诉有鼻、咽、眼部发痒及咳嗽、流鼻涕等黏膜过敏症状时，应及时报告医师采取措施，减轻发作症状，尽快控制病情。

2.观察药物毒副作用

氨茶碱 0.25 g 加入 25%～50% 葡萄糖注射液 20 mL 中静脉推注，时间至少要在 5 分钟，因浓度过高或推注过快可使心肌过度兴奋而产生心悸、惊厥、血压骤降等严重反应。使用时要现配现用，静脉滴注时，不宜和维生素 C、促皮质激素、去甲肾上腺素、四环素类等配伍。糖皮质激素类药物久用可引起钠潴留、血钾降低、消化道溃疡病、高血压、糖尿病、骨质疏松、停药反跳等，需加强观察。

3.根据患者缺氧情况调整氧流量

一般为 3～5 L/min。保持气体充分湿化，氧气湿化瓶每天更换、消毒，防止医源性感染。

4.观察痰液黏稠度

哮喘发作患者由于过度通气，出汗过多，因而身体丢失水分增多，致使痰液黏稠形成痰栓，阻塞小支气管，导致呼吸不畅，感染难以控制。应通过静脉补液和饮水补足水分和电解质。

5.严密观察有无并发症

如自发性气胸、肺不张、脱水、酸碱失衡、电解质紊乱、呼吸衰竭、肺性脑病等并发症。监测动脉血气、生化指标，如发现异常需及时对症处理。

6.注意呼吸频率、深浅幅度和节律

重度发作患者喘鸣音减弱乃至消失，呼吸变浅，神志改变，常提示病情危急，应及时处理。

(三)家庭护理

1.增强体质,积极防治感染

平时注意增加营养,根据病情做适量体力活动,如散步、做简易操、打太极拳等,以提高机体免疫力。当感染发生时应及时就诊。

2.注意防寒避暑

寒冷可引起支气管痉挛,分泌物增加,同时感冒易致支气管及肺部感染。因此,冬季应适当提高居室温度,秋季进行耐寒锻炼防治感冒,夏季避免大汗,防止痰液过稠不易咳出。

3.尽量避免接触变应原

患者应戒烟,尽量避免到人员众多、空气污浊的公共场所。保持居室空气清新,室内可安装空气净化器。

4.防止呼吸肌疲劳

坚持进行呼吸锻炼。

5.稳定情绪

一旦哮喘发作,应控制情绪,保持镇静,及时吸入支气管扩张气雾剂。

6.家庭氧疗

家庭氧疗又称缓解期氧疗,对于患者的病情控制,存活期的延长和生活质量的提高有着重要意义。家庭氧疗时应注意氧流量的调节,严禁烟火,防止火灾。

7.缓解期处理

哮喘缓解期的防治非常重要,对于防止哮喘发作及恶化,维持正常肺功能,提高生活质量,保持正常活动量等均具有重要意义。哮喘缓解期患者,应坚持吸入糖皮质激素,可有效控制哮喘发作,吸入色甘酸钠和口服酮替酚亦有一定的预防哮喘发作的作用。

第二节　支气管扩张

支气管扩张是指直径大于 2 mm 的支气管由于管壁的肌肉和弹性组织破坏引起的慢性异常扩张。临床特点为慢性咳嗽、咳大量脓性痰和(或)反复咯血。患者常有童年麻疹、百日咳或支气管肺炎等病史。随着人民生活条件的改善,麻疹、百日咳疫苗的预防接种,以及抗生素的应用,本病发病率已明显降低。

一、病因及发病机制

(一)支气管-肺组织感染和支气管阻塞

支气管-肺组织感染和支气管阻塞是支气管扩张的主要病因。感染和阻塞症状相互影响,促使支气管扩张的发生和发展。其中婴幼儿期支气管-肺组织感染是最常见的病因,如婴幼儿麻疹、百日咳、支气管肺炎等。

由于儿童支气管较细,易阻塞,且管壁薄弱,反复感染破坏支气管壁各层结构,尤其是平滑肌和弹性纤维的破坏削弱了对管壁的支撑作用。支气管炎使支气管黏膜充血、水肿、分泌物阻塞管腔,导致引流不畅而加重感染。支气管内膜结核、肿瘤、异物引起管腔狭窄、阻塞,也是导致支气管扩张的原因之一。由于左下叶支气管细长,且受心脏血管压迫引流不畅,容易发生感染,故支气管扩张左下叶比右下叶多见。肺结核引起的支气管扩张多发生在上叶。

(二)支气管先天性发育缺陷和遗传因素

此类支气管扩张较少见,如巨大气管-支气管症、Kartagener 综合征(支气管扩张、鼻窦炎和内脏转位)、肺囊性纤维化、先天性丙种球蛋白缺乏症等。

(三)全身性疾病

目前已发现类风湿关节炎、Crohn 病、溃疡性结肠炎、系统性红斑狼疮、支气管哮喘等疾病可同时伴有支气管扩张;有些不明原因的支气管扩张患者,其体液免疫和(或)细胞免疫功能有不同程度的异常,提示支气管扩张可能与机体免疫功能失调有关。

二、临床表现

(一)症状

1.慢性咳嗽、大量脓痰

痰量与体位变化有关。晨起或夜间卧床改变体位时,咳嗽加剧、痰量增多。痰量多少可估计病情严重程度。感染急性发作时,痰量明显增多,每天可达数百毫升,外观呈黄绿色脓性痰,痰液静置后出现分层的特征:上层为泡沫;中层为脓性黏液;下层为坏死组织沉淀物。合并厌氧菌感染时痰有臭味。

2.反复咯血

50%～70%的患者有程度不等的反复咯血,咯血量与病情严重程度和病变范围不完全一致。大量咯血最主要的危险是窒息,应紧急处理。部分发生于上叶的支气管扩张,引流较好,痰量不多或无痰,以反复咯血为唯一症状,称为"干性支气管扩张"。

3.反复肺部感染

其特点是同一肺段反复发生肺炎并迁延不愈。

4.慢性感染中毒症状

反复感染者可出现发热、乏力、食欲减退、消瘦、贫血等,儿童可影响发育。

(二)体征

早期或干性支气管扩张多无明显体征,病变重或继发感染时在下胸部、背部常可闻及局限性、固定性湿啰音,有时可闻及哮鸣音;部分慢性患者伴有杵状指(趾)。

三、辅助检查

(一)胸部 X 线检查

早期无异常或仅见患侧肺纹理增多、增粗现象。典型表现是轨道征和卷发样阴影,感染时阴影内出现液平面。

(二)胸部 CT 检查

管壁增厚的柱状扩张或成串成簇的囊状改变。

(三)纤维支气管镜检查

有助于发现患者出血的部位,鉴别腔内异物、肿瘤或其他支气管阻塞原因。

四、诊断要点

根据患者有慢性咳嗽、大量脓痰、反复咯血的典型临床特征,以及肺部闻及固定而局限性的湿啰音,结合儿童时期有诱发支气管扩张的呼吸道病史,一般可作出初步临床诊断。胸部影像学检查和纤维支气管镜检查可进一步明确诊断。

五、治疗要点

治疗原则是保持呼吸道引流通畅,控制感染,处理咯血,必要时手术治疗。

(一)保持呼吸道通畅

1.药物治疗

祛痰药及支气管舒张药具有稀释痰液、促进排痰作用。

2.体位引流

对痰多且黏稠者作用尤其重要。

3.经纤维支气管镜吸痰

若体位引流排痰效果不理想,可经纤维支气管镜吸痰及生理盐水冲洗痰液,也可局部注入抗生素。

(二)控制感染

控制感染是支气管扩张急性感染期的主要治疗措施。应根据症状、体征、痰液性状,必要时参考细菌培养及药物敏感试验结果选用抗菌药物。

(三)手术治疗

对反复呼吸道急性感染或大咯血,病变局限在一叶或一侧肺组织,经药物治疗无效,全身状况良好的患者,可考虑手术切除病变肺段或肺叶。

六、护理诊断

(一)清理呼吸道无效

咳嗽、大量脓痰、肺部湿啰音与痰液黏稠和无效咳嗽有关。

(二)有窒息的危险

与痰多、痰液黏稠或大咯血造成气道阻塞有关。

(三)营养失调

乏力、消瘦、贫血、发育迟缓与反复感染导致机体消耗增加,以及患者食欲缺乏、营养物质摄入不足有关。

(四)恐惧

精神紧张、面色苍白、出冷汗与突然或反复大咯血有关。

七、护理措施

(一)一般护理

1.休息与环境

急性感染或咯血时应卧床休息,大咯血患者需绝对卧床,取患侧卧位。病室内保持空气流通,维持适宜的温、湿度,注意保暖。

2.饮食护理

提供高热量、高蛋白、高维生素饮食,发热患者给予高热量流质或半流质饮食,避免冰冷、油腻、辛辣食物诱发咳嗽。鼓励患者多饮水,每天 1 500 mL 以上,以稀释痰液。指导患者在咳痰后及进食前后用清水或漱口液漱口,保持口腔清洁,促进食欲。

(二)病情观察

观察痰液量、颜色、性质、气味和与体位的关系,记录24小时痰液排出量;定期测量生命体征,记录咯血量,观察咯血的颜色、性质及量;病情严重者需观察有无窒息前症状,发现窒息先兆,立即向医师汇报并配合处理。

(三)对症护理

1.促进排痰

(1)指导有效咳嗽和正确的排痰方法。

(2)采取体位引流者需依据病变部位选择引流体位,使病肺居上,引流支气管开口向下,利于痰液流出。一般于饭前1小时进行。引流时可配合胸部叩击,提高引流效果。

(3)必要时遵医嘱选用祛痰剂或 β_2 受体激动剂喷雾吸入,扩张支气管、促进排痰。

2.预防窒息

(1)痰液排除困难者,鼓励多饮水或雾化吸入,协助患者翻身、拍背或体位引流,以促进痰液排除,减少窒息发生的危险。

(2)密切观察患者的表情、神志、生命体征,观察并记录痰液的颜色、量与性质,及时发现和判断患者有无发生窒息的可能。如患者突然出现烦躁不安、神志不清,面色苍白或发绀、出冷汗、呼吸急促、咽喉部明显的痰鸣音,应警惕窒息的发生,并及时通知医师。

(3)对意识障碍、年老体弱、咳嗽咳痰无力、咽喉部明显的痰鸣音、神志不清者、突然大量呕吐物涌出等高危患者,立即做好抢救准备,如迅速备好吸引器、气管插管或气管切开等用物,积极配合抢救工作。

(四)心理护理

病程较长,咳嗽、咳痰、咯血反复发作或逐渐加重时,患者易产生焦虑、沮丧情绪。护士应多与其交谈,讲明支气管扩张反复发作的原因及治疗进展,帮助患者树立战胜疾病的信心,缓解焦虑不安情绪。咯血时医护人员应陪伴、安慰患者,帮助情绪稳定,避免因情绪波动加重出血。

(五)健康教育

1.疾病知识指导

帮助患者及家属了解疾病发生、发展与治疗、护理过程。与其共同制订长期防治计划。宣传防治百日咳、麻疹、支气管肺炎、肺结核等呼吸道感染的重要性;

及时治疗上呼吸道慢性病灶；避免受凉，预防感冒；戒烟、减少刺激性气体吸入，防止病情恶化。

2.生活指导

讲明加强营养对机体康复的作用，使患者能主动摄取必需的营养素，以增强机体抗病能力。鼓励患者参加体育锻炼，建立良好的生活习惯，劳逸结合，以维护心、肺功能状态。

3.用药指导

向患者介绍常用药物的用法和注意事项，观察疗效及不良反应。指导患者及家属学习和掌握有效咳嗽、胸部叩击、雾化吸入和体位引流的方法，以利于长期坚持，控制病情的发展；了解抗生素的作用、用法和不良反应。

4.自我监测指导

定期复查。嘱患者按医嘱服药，教患者学会观察药物的不良反应。教会患者识别病情变化的征象，观察痰液量、颜色、性质、气味和与体位的关系，并记录24小时痰液排出量。如有咯血、窒息先兆，立即前往医院就诊。

第三节　慢性阻塞性肺疾病

慢性阻塞性肺疾病（chronic obstructive pulmonary disease，COPD）是一种以不完全可逆性气流受限为特征，呈进行性发展的肺部疾病。COPD是呼吸系统疾病中的常见病和多发病，由于其患者数多，死亡率高，社会经济负担重，已成为一个重要的公共卫生问题。在世界范围内，COPD的死亡率居所有死因的第四位。根据世界银行/世界卫生组织发表的研究，截至目前，COPD已成为世界疾病经济负担的第五位。在我国，COPD同样是严重危害人民群体健康的重要慢性呼吸系统疾病，1992年对我国北部及中部地区农村102 230名成人调查显示，COPD约占15岁以上人群的3%，近年来对我国7个地区20 245名成年人进行调查，COPD的患病率占40岁以上人群的8.2%，患病率之高是十分惊人的。

COPD与慢性支气管炎及肺气肿密切相关。慢性支气管炎（简称慢支）是指气管、支气管黏膜及其周围组织的慢性、非特异性炎症。如患者每年咳嗽、咳痰达 3 个月以上,连续两年或以上,并排除其他已知原因的慢性咳嗽,即可诊断为慢性支气管炎。阻塞性肺气肿(简称肺气肿)是指肺部终末细支气管远端气腔出现异常持久的扩张,并伴有肺泡壁和细支气管的破坏而无明显肺纤维化。当慢性支气管炎和(或)肺气肿患者肺功能检查出现气流受限并且不能完全可逆时,可视为 COPD。如患者只有慢性支气管炎和(或)肺气肿,而无气流受限,则不能视为 COPD,而视为 COPD 的高危期。支气管哮喘也具有气流受限。但支气管哮喘是一种特殊的气道炎症性疾病,其气流受限具有可逆性,它不属于 COPD。

一、护理评估

(一)病因及发病机制

确切的病因不清,可能与下列因素有关。

1.吸烟

吸烟是最危险的因素。国内外的研究均证明吸烟与慢支的发生有密切关系,吸烟者慢性支气管炎的患病率比不吸烟者高 2～8 倍,吸烟时间愈长,量愈大,COPD 患病率愈高。烟草中的多种有害化学成分,可损伤气道上皮细胞使巨噬细胞吞噬功能降低和纤毛运动减退;黏液分泌增加,使气道净化能力减弱;支气管黏膜充血水肿、黏液积聚,而易引起感染。慢性炎症及吸烟刺激黏膜下感受器,引起支气管平滑肌收缩,气流受限。烟草、烟雾还可使氧自由基增多,诱导中性粒细胞释放蛋白酶,抑制抗蛋白酶系统,使肺弹力纤维受到破坏,诱发肺气肿形成。

2.职业性粉尘和化学物质

职业性粉尘及化学物质,如烟雾、变应原、工业废气及室内污染空气等,浓度过大或接触时间过长,均可导致与吸烟无关的 COPD。

3.空气污染

大气污染中的有害气体(如二氧化硫、二氧化氮、氯气等)可损伤气道黏膜,并有细胞毒作用,使纤毛清除功能下降,黏液分泌增多,为细菌感染创造条件。

4.感染

感染是 COPD 发生发展的重要因素之一。长期、反复感染可破坏气道正常的防御功能,损伤细支气管和肺泡。主要病毒为流感病毒、鼻病毒和呼吸道合胞病毒等;细菌感染以肺炎链球菌、流感嗜血杆菌、卡他莫拉菌及葡萄球菌为多见,支原体感染也是重要因素之一。

5.蛋白酶-抗蛋白酶失衡

蛋白酶对组织有损伤和破坏作用;抗蛋白酶对弹性蛋白酶等多种蛋白酶有

抑制功能。在正常情况下,弹性蛋白酶与其抑制因子处于平衡状态。其中 α_1-抗胰蛋白酶(α_1-AT)是活性最强的一种。蛋白酶增多和抗蛋白酶不足均可导致组织结构破坏产生肺气肿。

6.其他

机体内在因素如呼吸道防御功能及免疫功能降低、自主神经功能失调、营养、气温的突变等都可能参与 COPD 的发生、发展。

(二)病理生理

COPD 的病理改变主要为慢性支气管炎和肺气肿的病理改变。COPD 对呼吸功能的影响,早期病变仅局限于细小气道,表现为闭合容积增大。病变侵入大气道时,肺通气功能明显障碍;随肺气肿的日益加重,大量肺泡周围的毛细血管受膨胀的肺泡挤压而退化,使毛细血管大量减少,肺泡间的血流量减少,导致通气与血流比例失调,使换气功能障碍。由通气和换气功能障碍引起缺氧和二氧化碳潴留,进而发展为呼吸衰竭。

(三)健康史

询问患者是否存在引起慢支的各种因素如感染、吸烟、大气污染、职业性粉尘和有害气体的长期吸入、过敏等;是否有呼吸道防御功能及免疫功能降低、自主神经功能失调等。

(四)身体状况

1.主要症状

(1)慢性咳嗽:晨间起床时咳嗽明显,白天较轻,睡眠时有阵咳或排痰。随病程发展可终生不愈。

(2)咳痰:一般为白色黏液或浆液性泡沫痰,偶可带血丝,清晨排痰较多。急性发作伴有细菌感染时,痰量增多,可有脓性痰。

(3)气短或呼吸困难:早期仅在体力劳动或上楼等活动时出现,随着病情发展逐渐加重,日常活动甚至休息时也感到气短。此为 COPD 的标志性症状。

(4)喘息和胸闷:重度患者或急性加重时出现喘息,甚至静息状态下也感气促。

(5)其他:晚期患者有体重下降、食欲减退等全身症状。

2.护理体检

早期可无异常,随疾病进展慢性支气管炎病例可闻及干啰音或少量湿啰音。有喘息症状者可在小范围内出现轻度哮鸣音。肺气肿早期体征不明显,随疾病进展出现桶状胸,呼吸活动减弱,触觉语颤减弱或消失;叩诊呈过清音,心浊音界缩小或不易叩出,肺下界和肝浊音界下移,听诊心音遥远,两肺呼吸音普遍减弱,呼气延长,并发感染时,可闻及湿啰音。

3.COPD 严重程度分级

根据第一秒用力呼气容积占用力肺活量的百分比(FEV_1/FVC)、第一秒用力呼气容积占预计值百分比[FEV_1(%)预计值]和症状对 COPD 的严重程度做出分级。

Ⅰ级:轻度,$FEV_1/FVC<70\%$、$FEV_1≥80\%$预计值,有或无慢性咳嗽、咳痰症状。

Ⅱ级:中度,$FEV_1/FVC<70\%$、50%预计值$≤FEV_1<80\%$预计值,有或无慢性咳嗽、咳痰症状。

Ⅲ级:重度,$FEV_1/FVC<70\%$、30%预计值$≤FEV_1<50\%$预计值,有或无慢性咳嗽、咳痰症状。

Ⅳ级:极重度,$FEV_1/FVC<70\%$、$FEV_1<30\%$预计值或 $FEV_1<50\%$预计值,伴慢性呼吸衰竭。

4.COPD 病程分期

COPD 按病程可分为急性加重期和稳定期,前者指在短期内咳嗽、咳痰、气短和(或)喘息加重、脓痰量增多,可伴发热等症状;稳定期指咳嗽、咳痰、气短症状稳定或轻微。

5.并发症

COPD 可并发慢性呼吸衰竭、自发性气胸、慢性肺源性心脏病。

(五)实验室及其他检查

1.肺功能检查

肺功能检查是判断气流受限的主要客观指标,对 COPD 诊断、严重程度评价、疾病进展、预后及治疗反应等有重要意义。第一秒用力呼气容积(FEV_1)占用力肺活量(FVC)的百分比(FEV_1/FVC)是评价气流受限的敏感指标。第一秒用力呼气容积(FEV_1)占预计值百分比[FEV_1(%)预计值],是评估 COPD 严重程度的良好指标。当 $FEV_1/FVC<70\%$ 及 $FEV_1<80\%$预计值者,可确定为不能完全可逆的气流受限。FEV_1 的逐渐减少,大致提示肺部疾病的严重程度和疾病进展的阶段。

肺气肿呼吸功能检查示残气量增加,残气量占肺总量的百分比增大,最大通气量低于预计值的 80%;第一秒时间肺活量常低于 60%;残气量占肺总量的百分比增大,往往超过 40%;对阻塞性肺气肿的诊断有重要意义。

2.胸部 X 线检查

早期胸部 X 线片可无变化,可逐渐出现肺纹理增粗、紊乱等非特异性改变,肺气肿的典型 X 线表现为胸廓前后径增大,肋间隙增宽,肋骨平行,膈低平。两肺透亮度增加,肺血管纹理减少或有肺大泡征象。X 线检查对 COPD 诊断特异性不高。

3.动脉血气分析

早期无异常,随病情进展可出现低氧血症、高碳酸血症、酸碱平衡失调等,用于判断呼吸衰竭的类型。

4.其他

COPD 合并细菌感染时,血白细胞增高,核左移。痰培养可能检出病原菌。

(六)心理、社会评估

COPD 由于病程长、反复发作,每况愈下,给患者带来较重的精神和经济负担,病现焦虑、悲观、沮丧等心理反应,甚至对治疗丧失信心。病情一旦发展到影响工作和会导致患者心理压力增加,生活方式发生改变,也会影响到工作,甚至因无法工作孤独。

二、护理诊断

(一)气体交换受损

气体交换受损与气道阻塞、通气不足、呼吸肌疲劳、分泌物过多和肺泡呼吸有关。

(二)清理呼吸道无效

清理呼吸道无效与分泌物增多而黏稠、气道湿度减低和无效咳嗽有关。

(三)低效性呼吸形态

低效性呼吸形态与气道阻塞、膈肌变平以及能量不足有关。

(四)活动无耐力

活动无耐力与疲劳、呼吸困难、氧供与氧耗失衡有关。

(五)营养失调,低于机体需要量

营养失调,低于机体需要量与食欲降低、摄入减少、腹胀、呼吸困难、痰液增多关。

(六)焦虑

焦虑与健康状况的改变、病情危重、经济状况有关。

三、护理目标

患者痰能咳出,喘息缓解;活动耐力增强;营养得到改善;焦虑减轻。

四、护理措施

(一)一般护理

1.休息和活动

患者采取舒适的体位,晚期患者宜采取身体前倾位,使辅助呼吸肌参与呼吸。发热、咳喘时应卧床休息,视病情安排适当的活动量,活动以不感到疲劳、不加重症状为宜。室内保持合适的温湿度,冬季注意保暖,避免直接吸入冷空气。

2.饮食护理

呼吸功的增加可使热量和蛋白质消耗增多,导致营养不良。应制订出高热量、高蛋白、高维生素的饮食计划。正餐进食量不足时,应安排少量多餐,避免餐前和进餐时过多饮水。餐后避免平卧,有利于消化。为减少呼吸困难,保存能量,患者饭前至少休息 30 分钟。每天正餐应安排在患者最饥饿、休息最好的时间。指导患者采用缩唇呼吸和腹式呼吸减轻呼吸困难。为促进食欲,提供给患者舒适的就餐环境和喜爱的食物,餐前及咳痰后漱口,保持口腔清洁;腹胀的患者应进软食,细嚼慢咽。避免进食产气的食物,如汽水、啤酒、豆类、马铃薯和胡萝卜等;避免易引起便秘的食物,如油煎食物、干果、坚果等。如果患者通过进食不能吸收足够的营养,可应用管喂饮食或全胃肠外营养。

(二)病情观察

观察咳嗽、咳痰的情况,痰液的颜色、量及性状,咳痰是否顺畅;呼吸困难的程度,能否平卧,与活动的关系,有无进行性加重;患者的营养状况、肺部体征及有无慢性呼吸衰竭、自发性气胸、慢性肺源性心脏病等并发症产生。监测动脉血气分析和水、电解质、酸碱平衡情况。

(三)氧疗的护理

呼吸困难伴低氧血症者,遵医嘱给予氧疗。一般采用鼻导管持续低流量吸氧,氧流量 1～2 L/min。对 COPD 慢性呼吸衰竭者提倡进行长期家庭氧疗(LTOT)。LTOT 为持续低流量吸氧它能改变疾病的自然病程,改善生活质量。

LTOT是指一昼夜吸入低浓度氧15小时以上,并持续较长时间,使PaO_2≥7.99 kPa(60 mmHg),或SaO_2升至90%的一种氧疗方法。LTOT指征:①PaO_2≤7.33 kPa(55 mmHg)或SaO_2≤88%,有或没有高碳酸血症。②PaO_2 7.99～7.33 kPa(55～60 mmHg)或SaO_2<88%,并有肺动脉高压、心力衰竭所致的水肿或红细胞增多症(血细胞比容>0.55)。LTOT对血流动力学、运动耐力、肺生理和精神状态均会产生有益的影响,从而提高COPD患者的生活质量和生存率。

COPD患者因长期二氧化碳潴留,主要靠缺氧刺激呼吸中枢,如果吸入高浓度的氧,反而会导致呼吸频率和幅度降低,引起二氧化碳潴留。而持续低流量吸氧维持PaO_2≥7.99 kPa(60 mmHg),既能改善组织缺氧,也可防止因缺氧状态解除而抑制呼吸中枢。护理人员应密切注意患者吸氧后的变化,如观察患者的意识状态、呼吸的频率及幅度、有无窒息或呼吸停止和动脉血气复查结果。氧疗有效指标:患者呼吸困难减轻、呼吸频率减慢、发绀减轻、心率减慢、活动耐力增加。

(四)用药护理

1.稳定期治疗用药

(1)支气管舒张药:短期应用以缓解症状,长期规律应用预防和减轻症状。常选用$β_2$肾上腺素受体激动剂、抗胆碱药、氨茶碱或其缓(控)释片。

(2)祛痰药:对痰不易咳出者可选用盐酸氨溴索或羧甲司坦。

2.急性加重期的治疗用药

使用支气管舒张药及对低氧血症者进行吸氧外,应根据病原菌类型及药物敏感情况合理选用抗生素治疗。如给予β内酰胺类/β内酰胺酶抑制剂;第二代头孢菌素、大环内酯类或喹诺酮类。如出现持续气道阻塞,可使用糖皮质激素。

3.遵医嘱用药

遵医嘱应用抗生素,支气管舒张药,祛痰药物,注意观察疗效及不良反应。

(五)呼吸功能锻炼

COPD患者需要增加呼吸频率来代偿呼吸困难,这种代偿多数是依赖于辅助呼吸肌参与呼吸,即胸式呼吸,而非腹式呼吸。然而胸式呼吸的有效性要低于腹式呼吸,患者容易疲劳。因此,护理人员应指导患者进行缩唇呼气、腹式呼吸、膈肌起搏(体外膈神经电刺激)、吸气阻力器等呼吸锻炼,以加强胸、膈呼吸肌肌力和耐力,改善呼吸功能。

1.缩唇呼吸

缩唇呼吸的技巧是通过缩唇形成的微弱阻力来延长呼气时间,增加气道压力,延缓气道塌陷。患者闭嘴经鼻吸气,然后通过缩唇(吹口哨样)缓慢呼气,同时收缩腹部。吸气与呼气时间比为1∶2或1∶3。缩唇大小程度与呼气流量,以能使距口唇15~20 cm处,与口唇等高点水平的蜡烛火焰随气流倾斜又不至于熄灭为宜。

2.膈式或腹式呼吸

患者可取立位、平卧位或半卧位,两手分别放于前胸部和上腹部。用鼻缓慢吸气时,膈肌最大程度下降,腹肌松弛,腹部凸出,手感到腹部向上抬起。呼气时用口呼出,腹肌收缩,膈肌松弛,膈肌随腹腔内压增加而上抬,推动肺部气体排出,手感到腹部下降。

另外,可以在腹部放置小枕头、杂志或书锻炼腹式呼吸。如果吸气时,物体上升,证明是腹式呼吸。缩唇呼吸和腹式呼吸每天训练3~4次,每次重复8~10次。腹式呼吸需要增加能量消耗,因此指导患者只能在疾病恢复期如出院前进行训练。

(六)心理护理

COPD患者因长期患病,社会活动减少、经济收入降低等方面发生的变化,容易形成焦虑和压抑的心理状态,失去自信,躲避生活。也可由于经济原因,患者可能无法按医嘱常规使用某些药物,只能在病情加重时应用。医护人员应详细了解患者及其家庭对疾病的态度,关心体贴患者,了解患者心理、性格、生活方式等方面发生的变化,与患者和家属共同制订和实施康复计划,定期进行呼吸肌功能锻炼、合理用药等,减轻症状,增强患者战胜疾病的信心;对表现焦虑的患者,教会患者缓解焦虑的方法,如听轻音乐、下棋、做游戏等娱乐活动,以分散注意力,减轻焦虑。

(七)健康指导

1.疾病知识指导

使患者了解COPD的相关知识,识别和消除使疾病恶化的因素,戒烟是预防COPD的重要且简单易行的措施,应劝导患者戒烟;避免粉尘和刺激性气体的吸入;避免和呼吸道感染患者接触,在呼吸道传染病流行期间,尽量避免去人群密集的公共场所。指导患者要根据气候变化,及时增减衣物,避免受凉感冒。学会识别感染或病情加重的早期症状,尽早就医。

2.康复锻炼

使患者理解康复锻炼的意义,充分发挥患者进行康复的主观能动性,制订个体化的锻炼计划,选择空气新鲜、安静的环境,进行步行、慢跑、气功等体育锻炼。在潮湿、大风、严寒气候时,避免室外活动。教会患者和家属依据呼吸困难与活动之间的关系,判断呼吸困难的严重程度,以便合理的安排工作和生活。

3.家庭氧疗

对实施家庭氧疗的患者,护理人员应指导患者和家属做到以下几点。

(1)了解氧疗的目的、必要性及注意事项;注意安全,供氧装置周围严禁烟火,防止氧气燃烧爆炸;吸氧鼻导管需每天更换,以防堵塞,防止感染;氧疗装置定期更换、清洁、消毒。

(2)告诉患者和家属宜采取低流量(氧流量 $1\sim2$ L/min 或氧浓度 $25\%\sim29\%$)吸氧,且每天吸氧的时间不宜少于 10 小时,因夜间睡眠时,部分患者低氧血症更为明显,故夜间吸氧不宜间断;监测氧流量,防止随意调高氧流量。

4.心理指导

引导患者适应慢性病并以积极的心态对待疾病,培养生活乐趣,如听音乐、培养养花种草等爱好,以分散注意力,减少孤独感,缓解焦虑、紧张的精神状态。

五、护理评价

氧分压和二氧化碳分压维持在正常范围内;能坚持药物治疗;能演示缩唇呼吸和腹式呼吸技术;呼吸困难发作时能采取正确体位,使用节能法;清除过多痰液,保持呼吸道通畅;使用控制咳嗽方法;增加体液摄入;减少症状恶化;根据身高和年龄维持正常体重;减少急诊就诊和入院的次数。

第四节　肺　　炎

一、概述

肺炎是指终末气道、肺泡和肺间质的炎症,可由病原微生物、理化因素、免疫损伤、过敏及药物所致。细菌性肺炎是最常见的肺炎,也是最常见的感染性疾病之一。尽管新的强效抗生素不断投入应用,但其发病率和病死率仍很高,其原因可能有社会人口老龄化、吸烟人群的低龄化、伴有基础疾病、免疫功能低下,加之病原体变迁、医院获得性肺炎发病率增加、病原学诊断困难、抗生素的不合理使用导致细菌耐药性增加和部分人群贫困化加剧等因素有关。

（一）分类

肺炎可按解剖、病因或患病环境加以分类。

1.解剖分类

（1）大叶性（肺泡性）肺炎：为肺实质炎症，通常并不累及支气管。病原体先在肺泡引起炎症，经肺泡间孔向其他肺泡扩散，导致部分或整个肺段、肺叶发生炎症改变。致病菌多为肺炎链球菌。

（2）小叶性（支气管）肺炎：指病原体经支气管入侵，引起细支气管、终末细支气管和肺泡的炎症。病原体有肺炎链球菌、葡萄球菌、病毒、肺炎支原体以及军团菌等。常继发于其他疾病，如支气管炎、支气管扩张、上呼吸道病毒感染以及长期卧床的危重患者。

（3）间质性肺炎：以肺间质炎症为主，病变累及支气管壁及其周围组织，有肺泡壁增生及间质水肿。可由细菌、支原体、衣原体、病毒或肺孢子菌等引起。

2.病因分类

（1）细菌性肺炎：如肺炎链球菌、金黄色葡萄球菌、甲型溶血性链球菌、肺炎克雷伯杆菌、流感嗜血杆菌、铜绿假单胞菌、棒状杆菌、梭形杆菌等引起的肺炎。

（2）非典型病原体所致肺炎：如支原体、军团菌和衣原体等。

（3）病毒性肺炎：如冠状病毒、腺病毒、呼吸道合胞病毒、流感病毒、麻疹病毒、巨细胞病毒、单纯疱疹病毒等。

（4）真菌性肺炎：如白念珠菌、曲霉、放射菌等。

（5）其他病原体所致的肺炎：如立克次体（如Q热立克次体）、弓形虫（如鼠弓形虫）、寄生虫（如肺包虫、肺吸虫、肺血吸虫）等。

（6）理化因素所致的肺炎：如放射性损伤引起的放射性肺炎、胃酸吸入、药物等引起的化学性肺炎等。

3.患病环境分类

由于病原学检查阳性率低，培养结果滞后，病因分类在临床上应用较为困难，目前多按肺炎的获得环境分成两类，有利于指导经验治疗。

（1）社区获得性肺炎（community acquired pneumonia，CAP）是指在医院外罹患的感染性肺实质炎症，也称院外肺炎，包括具有明确潜伏期的病原体感染而在入院后平均潜伏期内发病的肺炎。常见致病菌为肺炎链球菌、流感嗜血杆菌、卡他莫拉菌和非典型病原体。

（2）医院获得性肺炎（hospital acquired pneumonia，HAP）简称医院内肺炎，是指患者入院时既不存在、也不处于潜伏期，而于入院 48 小时后在医院（包括老年护理院、康复院等）内发生的肺炎，也包括出院后 48 小时内发生的肺炎。无感染高危因素患者的常见病原体依次为肺炎链球菌、流感嗜血杆菌、金黄色葡萄球菌、铜绿假单胞菌、大肠埃希菌、肺炎克雷伯杆菌等；有感染高危因素患者的常见病原体依次为金黄色葡萄球菌、铜绿假单胞菌、肠杆菌属、肺炎克雷伯杆菌等。

（二）病因及发病机制

正常的呼吸道免疫防御机制（支气管内黏液-纤毛运载系统、肺泡巨噬细胞防御的完整性等）使气管隆凸以下的呼吸道保持无菌。肺炎的发生主要由病原体和宿主两个因素决定。如果病原体数量多、毒力强和（或）宿主呼吸道局部和全身免疫防御系统损害，即可发生肺炎。病原体可通过空气吸入、血行播散、邻近感染部位蔓延、上呼吸道定植菌的误吸引起社区获得性肺炎。医院获得性肺炎还可通过误吸胃肠道的定植菌（胃食管反流）和通过人工气道吸入环境中的致病菌引起。

二、肺炎链球菌肺炎

肺炎链球菌肺炎或称肺炎球菌肺炎，是由肺炎链球菌或称肺炎球菌所引起的肺炎，约占社区获得性肺炎的半数以上。通常急骤起病，以高热、寒战、咳嗽、血痰及胸痛为特征。胸部 X 线片呈肺段或肺叶急性炎性实变，近年来因抗菌药物的广泛使用，致使本病的起病方式、症状及 X 线改变均不典型。

肺炎链球菌为革兰染色阳性球菌，多成双排列或短链排列。有荚膜，其毒力大小与荚膜中的多糖结构及含量有关。根据荚膜多糖的抗原特性，肺炎链球菌可分为86 个血清型。成人致病菌多属 1～9 及12 型，以第 3 型毒力最强，儿童则多为 6、14、19 及 23 型。肺炎链球菌在干燥痰中能存活数月，但在阳光直射1 小时，或加热至 52 ℃ 10 分钟即可杀灭，对石炭酸等消毒剂亦甚敏感。机体免疫功能正常时，肺炎链球菌是寄居在口腔及鼻咽部的一种正常菌群，其带菌率常随年龄、季节及免疫状态的变化而有差异。机体免疫功能受损时，有毒力的肺炎链球菌入侵人体而致病。肺炎链球菌除引起肺炎外，少数可发生菌血症或感染性休克，老年人及婴幼儿的病情尤为严重。

本病以冬季与初春多见，常与呼吸道病毒感染相伴行。患者常为原先健康的青壮年或老年与婴幼儿，男性较多见。吸烟者、痴呆者、慢性支气管炎、支气管扩张、充血性心力衰竭、慢性病患者以及免疫抑制宿主均易受肺炎链球菌侵袭。

肺炎链球菌不产生毒素,不引起原发性组织坏死或形成空洞。其致病力是由于有高分子多糖体的荚膜对组织的侵袭作用,首先引起肺泡壁水肿,出现白细胞与红细胞渗出,含菌的渗出液经肺泡间孔向肺的中央部分扩展,甚至累及几个肺段或整个肺叶,因病变开始于肺的外周,故叶间分界清楚,易累及胸膜,引起渗出性胸膜炎。

病理改变有充血期、红肝变期、灰肝变期及消散期。表现为肺组织充血水肿,肺泡内浆液渗出及红、白细胞浸润,白细胞吞噬细菌,继而纤维蛋白渗出物溶解、吸收、肺泡重新充气。在肝变期病理阶段实际上并无确切分界,经早期应用抗菌药物治疗,此种典型的病理分期已很少见。病变消散后肺组织结构多无损坏,不留纤维瘢痕。极个别患者肺泡内纤维蛋白吸收不完全,甚至有成纤维细胞形成,形成机化性肺炎。老年人及婴幼儿感染可沿支气管分布(支气管肺炎)。若未及时使用抗菌药物,5%～10%的患者可并发脓胸,10%～20%的患者因细菌经淋巴管、胸导管进入血循环,可引起脑膜炎、心包炎、心内膜炎、关节炎和中耳炎等肺外感染。

(一)护理评估

1.健康史

肺炎的发生与细菌的侵入和机体防御能力的下降有关。吸入口咽部的分泌物或空气中的细菌、周围组织感染的直接蔓延、菌血症等均可成为细菌入侵的途径;吸烟、酗酒、年老体弱、长期卧床、意识不清、吞咽和咳嗽反射障碍、慢性或重症患者、长期使用糖皮质激素或免疫抑制剂、接受机械通气及大手术者均可因机体防御机制降低而继发肺炎。注意询问患者起病前是否存在机体抵抗力下降、呼吸道防御功能受损的因素,了解患者既往的健康状况。

2.身体状况

发病前常有受凉、淋雨、疲劳、醉酒、病毒感染史,多有上呼吸道感染的前驱症状。

(1)主要症状:起病多急骤,高热、寒战,全身肌肉酸痛,体温通常在数小时内升至39～40 ℃,高峰在下午或傍晚,或呈稽留热,脉率随之增速。可有患侧胸部疼痛,放射到肩部或腹部,咳嗽或深呼吸时加剧。痰少,可带血或呈铁锈色,食欲锐减,偶有恶心、呕吐、腹痛或腹泻,易被误诊为急腹症。

(2)护理体检:患者呈急性病容,面颊绯红,鼻翼翕动,皮肤灼热、干燥,口角及鼻周有单纯疱疹;病变广泛时可出现发绀。有败血症者,可出现皮肤、黏膜出血点,巩膜黄染。早期肺部体征无明显异常,仅有胸廓呼吸运动幅度减小,叩诊稍浊,听诊可有呼吸音减低及胸膜摩擦音。肺实变时叩诊浊音、触觉语颤增强并可闻及支气管呼吸音。消散期可闻及湿啰音。心率增快,有时心律不齐。重症患者有肠胀气,上腹部压痛多与炎症累及膈胸膜有关。重症感染时可伴休克、急性呼吸窘迫综合征及神经精神症状,表现为神志模糊、烦躁、呼吸困难、嗜睡、谵妄、昏迷等。累及脑膜时有颈抵抗及出现病理性反射。

本病自然病程1～2周。发病5～10天,体温可自行骤降或逐渐消退;使用有效的抗菌药物后可使体温在1～3天内恢复正常。患者的其他症状与体征亦随之逐渐消失。

(3)并发症:肺炎链球菌肺炎的并发症近年来已很少见。严重败血症或毒血症患者易发生感染性休克,尤其是老年人。表现为血压降低、四肢厥冷、多汗、发绀、心动过速、心律失常等,而高热、胸痛、咳嗽等症状并不突出。其他并发症有胸膜炎、脓胸、心包炎、脑膜炎和关节炎等。

3.实验室及其他检查

(1)血常规检查:血白细胞计数(10～20)×10⁹/L,中性粒细胞多在80％以上,并有核左移,细胞内可见中毒颗粒。年老体弱、酗酒、免疫功能低下者的白细胞计数可不增高,但中性粒细胞的百分比仍增高。

(2)痰直接涂片做革兰染色及荚膜染色镜检:发现典型的革兰染色阳性、带荚膜的双球菌或链球菌,即可初步做出病原诊断。

(3)痰培养:24～48小时可以确定病原体。痰标本送检应注意器皿洁净无菌,在抗菌药物应用之前漱口后采集,取深部咳出的脓性或铁锈色痰。

(4)聚合酶链反应(PCR)检测及荧光标记抗体检测:可提高病原学诊断率。

(5)血培养:10％～20％患者合并菌血症,故重症肺炎应做血培养。

(6)细菌培养:如合并胸腔积液,应积极抽取积液进行细菌培养。

(7)X线检查:早期仅见肺纹理增粗,或受累的肺段、肺叶稍模糊。随着病情进展,肺泡内充满炎性渗出物,表现为大片炎症浸润阴影或实变影,在实变阴影中可见支气管充气征,肋膈角可有少量胸腔积液。在消散期,X线显示炎性浸润逐渐吸收,可有片状区域吸收较快,呈现"假空洞"征,多数病例在起病3～4周后才完全消散。老年患者肺炎病灶消散较慢,容易出现吸收不完全而成为机化性肺炎。

4.心理-社会评估

肺炎起病多急骤,短期内病情严重,加之高热和全身中毒症状明显,患者及家属常深感不安。当出现严重并发症时,患者会表现出忧虑和恐惧。

(二)护理诊断

1.体温过高

与肺部感染有关。

2.气体交换受损

与肺部炎症、痰液黏稠等引起呼吸面积减少有关。

3.清理呼吸道无效

与胸痛、气管、支气管分泌物增多、黏稠及疲乏有关。

4.疼痛

胸痛与肺部炎症累及胸膜有关。

5.潜在并发症

感染性休克。

(三)护理目标

体温恢复正常范围;患者呼吸平稳,发绀消失;症状减轻呼吸道通畅;疼痛减轻,感染控制未发生休克。

(四)护理措施

1.一般护理

(1)休息与环境:保持室内空气清新,病室保持适宜的温、湿度,环境安静、清洁、舒适。限制患者活动,限制探视,避免因谈话过多影响体力。要集中安排治疗和护理活动,保证足够的休息,减少氧耗量,缓解头痛、肌肉酸痛、胸痛等症状。

(2)体位:协助或指导患者采取合适的体位。对有意识障碍患者,如病情允许可取半卧位,增加肺通气量;或侧卧位,以预防或减少分泌物吸入肺内。为促进肺扩张,每2小时变换体位1次,减少分泌物淤积在肺部而引起并发症。

(3)饮食与补充水分:给予高热量、高蛋白质、高维生素、易消化的流质或半流质饮食,以补充高热引起的营养物质消耗。宜少食多餐,避免压迫膈肌。若有明显麻痹性肠梗阻或胃扩张,应暂时禁食,遵医嘱给予胃肠减压,直至肠蠕动恢复。鼓励患者多饮水(1～2 L/d),来补充发热、出汗和呼吸急促所丢失的水分,并利于痰液排出。轻症者无须静脉补液,脱水严重者可遵医嘱补液,补液有利于加快毒素排泄和热量散发,尤其是食欲差或不能进食者。心脏病或老年人应注意补液速度,过快过多易导致急性肺水肿。

2.病情观察

监测患者神志、体温、呼吸、脉搏、血压和尿量,并做好记录。尤其应注意密切观察体温的变化。观察有无呼吸困难及发绀,及时适宜给氧。重点观察儿童、老年人、久病体弱者的病情变化,注意是否伴有感染性休克的表现。观察痰液颜色、性状和量,如肺炎球菌肺炎呈铁锈色,葡萄球菌肺炎呈粉红色乳状,厌氧菌感染者痰液多有恶臭等。

3.对症护理

(1)高热护理:寒战时注意保暖,及时添加被褥,给予热水袋时防止烫伤。高热时采用温水擦浴、冰袋、冰帽等物理降温措施,以逐渐降温为宜,防止虚脱。患者大汗时,及时协助擦汗和更换衣物,避免受凉。必要时遵医嘱使用退烧药。必要时遵医嘱静脉补液,补充因发热丢失的水分和盐,加快毒素排泄的热量散发。心脏病患者或老年人应注意补液速度,避免过快导致急性肺水肿。

(2)咳嗽、咳痰的护理:协助和鼓励患者有效咳嗽、排痰,及时清除口腔和呼吸道内痰液、呕吐物。痰液黏稠不易咳出时,在病情允许情况下可扶患者坐起,给予拍背,协助咳痰,遵医嘱应用祛痰药以及超声雾化吸入,稀释痰液,促进痰的排出。必要时吸痰,预防窒息。吸痰前,注意告知病情。

(3)气急发绀的护理:监测动脉血气分析值,给予吸氧,提高血氧饱和度,改善发绀,增加患者的舒适度。氧流量一般为每分钟 4～6 L,若为 COPD 患者,应给予低流量低浓度持续吸氧。注意观察患者呼吸频率、节律、深度等变化,皮肤色泽和意识状态有无改变,如果病情恶化,准备气管插管和呼吸机辅助通气。

(4)胸痛的护理:维持患者舒适的体位。患者胸痛时,常随呼吸、咳嗽加重,可采取患侧卧位,在咳嗽时可用枕头等物夹紧胸部,必要时用宽胶布固定胸廓,以降低胸廓活动度,减轻疼痛。疼痛剧烈者,遵医嘱应用镇痛、止咳药,缓解疼痛和改善肺通气,如口服可待因。此外可用物理止痛和中药止痛擦剂。物理止痛,如按摩、针灸、经皮肤电刺激止痛穴位或局部冷敷等,可降低疼痛的敏感性。中药经皮肤吸收,无创伤,且发挥药效快,对轻度疼痛效果好。中药止痛擦剂具有操作简便、安全,毒副作用小,无药物依赖现象等优点。

(5)其他:鼓励患者经常漱口,做好口腔护理。口唇疱疹者局部涂液状石蜡或抗病毒软膏,防止继发感染。烦躁不安、谵妄、失眠者酌情使用地西泮或水合氯醛,禁用抑制呼吸的镇静药。

4.感染性休克的护理

(1)观察休克的征象:密切观察生命体征、实验室检查和病情的变化。发现患者神志模糊、烦躁、发绀、四肢湿冷、脉搏细数、脉压变小、呼吸浅快、面色苍白、尿量减少(每小时少于 30 mL)等休克早期症状时,及时报告医师,采取救治措施。

(2)环境与体位:应将感染性休克的患者安置在重症监护室,注意保暖和安全。取仰卧中凹位,抬高头胸部 20°,抬高下肢约 30°,有利于呼吸和静脉回流,增加心输出量。尽量减少搬动。

(3)吸氧:应给高流量吸氧,维持动脉氧分压在 7.99 kPa(60 mmHg)以上,改善缺氧状况。

(4)补充血容量:快速建立两条静脉通路,遵医嘱给予右旋糖酐或平衡液以维持有效血容量,降低血液的黏稠度,防止弥散性血管内凝血。随时监测患者一般情况、血压、尿量、尿比重、血细胞比容等;监测中心静脉压,作为调整补液速度的指标,中心静脉压 < 0.49 kPa(5 cmH$_2$O)可放心输液,达到 0.98 kPa(10 cmH$_2$O)应慎重。以中心静脉压不超过 0.98 kPa(10 cmH$_2$O)、尿量每小时在 30 mL 以上为宜。补液不宜过多过快,以免引起心力衰竭和肺水肿。若血容量已补足而 24 小时尿量仍<400 mL、尿比重<1.018 时,应及时报告医师,注意是否合并急性肾衰竭。

(5)纠正酸中毒:有明显酸中毒可静脉滴注 5% 的碳酸氢钠,因其配伍禁忌较多,宜单独输入。随时监测和纠正电解质和酸碱失衡等。

(6)应用血管活性药物的护理:遵医嘱在应用血管活性药物,如多巴胺、间羟胺(阿拉明)时,滴注过程中应注意防止液体溢出血管外,引起局部组织坏死和影响疗效。可应用输液泵单独静脉输入血管活性药物,根据血压随时调整滴速,维持收缩压在 11.99~13.33 kPa(90~100 mmHg),保证重要器官的血液供应,改善微循环。

(7)对因治疗:应联合、足量应用强有力的广谱抗生素控制感染。

(8)病情转归观察:随时监测和评估患者意识、血压、脉搏、呼吸、体温、皮肤、黏膜、尿量的变化,判断病情转归。如患者神志逐渐清醒、皮肤及肢体变暖、脉搏有力、呼吸平稳规则、血压回升、尿量增多,预示病情已好转。

5.用药护理

遵医嘱及时使用有效抗感染药物,注意观察药物疗效及不良反应。

(1)抗菌药物治疗:一经诊断即应给予抗菌药物治疗,不必等待细菌培养结果。首选青霉素 G,用药途径及剂量视病情轻重及有无并发症而定:对于成年轻症患者,可用 240 万 U/d,分 3 次肌内注射,或用普鲁卡因青霉素每 12 小时肌内注射 60 万 U。病情稍重者,宜用青霉素 G 240 万~480 万 U/d,分次静脉滴注,每 6~8 小时 1 次;重症及并发脑膜炎者,可增至 1 000 万~3 000 万 U/d,分 4 次静脉滴注。对青霉素过敏者或耐青霉素或多重耐药菌株感染者,可用呼吸氟喹诺酮类、头孢噻肟或头孢曲松等药物,多重耐药菌株感染者可用万古霉素、替考拉宁等。药物治疗48~72 小时后应对病情进行评价,治疗有效表现为体温下降、症状改善、白细胞计数逐渐降低或恢复正常等。如用药 72 小时后病情仍无改善,需及时报告医师并作相应处理。

(2)支持疗法:患者应卧床休息,注意补充足够蛋白质、热量及维生素。密切监测病情变化,注意防止休克。剧烈胸痛者,可酌情用少量镇痛药,如可待因15 mg。不用阿司匹林或其他解热药,以免过度出汗、脱水及干扰真实热型,导致临床判断错误。鼓励饮水每天 1~2 L,轻症患者不需常规静脉输液,确有失水者可输液,保持尿比重在 1.020 以下,血清钠保持在 145 mmol/L 以下。中等或重症患者[PaO_2 < 8.0 kPa(60 mmHg)或有发绀]应给氧。若有明显麻痹性肠梗阻或胃扩张,应暂时禁食、禁饮和胃肠减压,直至肠蠕动恢复。烦躁不安、谵妄、失眠者酌用地西泮 5 mg 或水合氯醛 1.0~1.5 g,禁用抑制呼吸的镇静药。

(3)并发症的处理:经抗菌药物治疗后,高热常在 24 小时内消退,或数天内逐渐下降。若体温降而复升或 3 天后仍不降者,应考虑肺炎链球菌的肺外感染,如脓胸、心包炎或关节炎等。持续发热的其他原因尚有耐青霉素的肺炎链球菌或混合细菌感染、药物热或并存其他疾病。肿瘤或异物阻塞支气管时,经治疗后肺炎虽可消散,但阻塞因素未除,肺炎可再次出现。10%~20%的肺炎链球菌肺炎伴发胸腔积液者,应酌情取胸液检查及培养以确定其性质。若治疗不当,约5%并发脓胸,应积极排脓引流。

6.心理护理

患病前健康状态良好的患者会因突然患病而焦虑不安;病情严重或患有慢性基础疾病的患者则可能出现消极、悲观和恐慌的心理反应。要耐心给患者讲解疾病的有关知识,解释各种症状和不适的原因,讲解各项诊疗、护理操作目的、操作程序和配合要点,使患者清楚大部分肺炎治疗、预后良好。询问和关心患者的需要,鼓励患者说出内心感受,与患者进行有效的沟通。帮助患者消除不良心理反应,树立治愈疾病的信心。

7.健康指导

(1)疾病知识指导:让患者及家属了解肺炎的病因和诱因,有皮肤疖、痈、伤口感染、毛囊炎、蜂窝织炎时应及时治疗。避免受凉、淋雨、酗酒和过度疲劳,特别是年老体弱和免疫功能低下者,如糖尿病、慢性肺病、慢性肝病、血液病、营养不良、艾滋病等。天气变化时随时增减衣服,预防上呼吸道感染。可注射流感或肺炎免疫疫苗,使之产生免疫力。

(2)生活指导:劝导患者要注意休息,劳逸结合,生活有规律。保证摄取足够的营养物质,适当参加体育锻炼,增强机体抗病能力。对有意识障碍、慢性病、长期卧床者,应教会家属注意帮助患者经常改变体位、翻身、拍背,协助并鼓励患者咳出痰液,有感染征象时及时就诊。

(3)出院指导:出院后需继续用药者,应指导患者遵医嘱按时服药,向患者介绍所服药物的疗效、用法、疗程、不良反应,不能自行停药或减量。教会患者观察疾病复发症状,如出现发热、咳嗽、呼吸困难等不适表现时,应及时就诊。告知患者随诊的时间及需要准备的有关资料,如胸部 X 线片等。

(五)护理评价

患者体温恢复正常;能进行有效咳嗽,痰容易咳出,显示咳嗽次数减少或消失,痰量减少;休克发生时及时发现并给予及时的处理。

三、其他类型肺炎

(一)葡萄球菌肺炎评估

葡萄球菌肺炎是由葡萄球菌引起的急性肺部化脓性炎症。葡萄球菌的致病物质主要是毒素与酶,具有溶血、坏死、杀白细胞和致血管痉挛等作用。其致病力可用血浆凝固酶来测定,阳性者致病力较强,是化脓性感染的主要原因。但其他凝固酶阴性的葡萄球菌亦可引起感染。随着医院内感染的增多,由凝固酶阴性葡萄球菌引起的肺炎也不断增多。

医院获得性肺炎中,葡萄球菌感染占 11%～25%。常发生于有糖尿病、血液病、艾滋病、肝病或慢性阻塞性肺疾病等原有基础疾病者。若治疗不及时或不当,病死率甚高。

1.临床表现

起病多急骤,寒战、高热,体温高达 39～40 ℃,胸痛,咳大量脓性痰,带血丝或呈脓血状。全身肌肉和关节酸痛,精神萎靡,病情严重者可出现周围循环衰竭。院内感染者常起病隐袭,体温逐渐上升,咳少量脓痰。老年人症状可不明显。

早期可无体征,晚期可有双肺散在湿啰音。病变较大或融合时可出现肺实变体征。但体征与严重的中毒症状和呼吸道症状不平行。

2.实验室及其他检查

(1)血常规:白细胞计数及中性粒细胞显著增加,核左移,有中毒颗粒。

(2)细菌学检查:痰涂片可见大量葡萄球菌和脓细胞,血、痰培养多为阳性。

(3)X线检查:胸部X线显示短期内迅速多变的特征,肺段或肺叶实变,可形成空洞,或呈小叶状浸润,可有单个或多个液气囊腔,2～4周后完全消失,偶可遗留少许条索状阴影或肺纹理增多等。

3.治疗要点

为早期清除原发病灶,强有力的抗感染治疗,加强支持疗法,预防并发症。通常首选耐青霉素酶的半合成青霉素或头孢菌素,如苯唑西林、头孢呋辛等。对甲氧西林耐药株(MRSA)可用万古霉素、替考拉宁等治疗。疗程2～3周,有并发症者需4～6周。

(二)肺炎支原体肺炎评估

肺炎支原体肺炎是由肺炎支原体引起的呼吸道和肺部的急性炎症。常同时有咽炎、支气管炎和肺炎。肺炎支原体是介于细菌和病毒之间,兼性厌氧、能独立生活的最小微生物。健康人吸入患者咳嗽、打喷嚏时喷出的口鼻分泌物可感染,即通过呼吸道传播。病原体通常吸附宿主呼吸道纤毛上皮细胞表面,不侵入肺实质,抑制纤毛活动和破坏上皮细胞。其致病性可能与患者对病原体及其代谢产物的变态反应有关。

支原体肺炎约占非细菌性肺炎的1/3以上,或各种原因引起的肺炎的10%。以秋冬季发病较多,可散发或小流行,患者以儿童和青年人居多,婴儿间质性肺炎亦应考虑本病的可能。

1.临床表现

通常起病缓慢,潜伏期2～3周,症状主要为乏力、咽痛、头痛、咳嗽、发热、食欲缺乏、肌肉酸痛等。多为刺激性咳嗽,咳少量黏液痰,发热可持续2～3周,体温恢复正常后可仍有咳嗽。偶伴有胸骨后疼痛。

可见咽部充血、颈部淋巴结肿大等体征。肺部可无明显体征,与肺部病变的严重程度不相称。

2.实验室及其他检查

(1)血常规:血白细胞计数正常或略增高,以中性粒细胞为主。

(2)免疫学检查:起病2周后,约2/3的患者冷凝集试验阳性,滴度效价大于

1：32,尤以滴度逐渐升高更有价值。约半数患者对链球菌 MG 凝集试验阳性。还可评估肺炎支原体直接检测、支原体 IgM 抗体、免疫印迹法和聚合酶链反应(PCR)等检查结果。

(3)X 线检查:肺部可呈多种形态的浸润影,呈节段性分布,以肺下野为多见,有的从肺门附近向外伸展。3～4 周后病变可自行消失。

3.治疗要点

肺炎支原体肺炎首选大环内酯类抗生素,如红霉素。疗程一般为 2～3 周。

(三)病毒性肺炎评估

病毒性肺炎评估是由上呼吸道病毒感染,向下蔓延所致的肺部炎症。常见病毒为甲、乙型流感病毒、腺病毒、副流感病毒、呼吸道合胞病毒和冠状病毒等。患者可同时受一种以上病毒感染,气道防御功能降低,常继发细菌感染。病毒性肺炎为吸入性感染,常有气管-支气管炎。呼吸道病毒通过飞沫与直接接触而迅速传播,可暴发或散发流行。

病毒性肺炎约占需住院的社区获得性肺炎的 8%,大多发生于冬春季节。密切接触的人群或有心肺疾病者、老年人等易受感染。

1.临床表现

一般临床症状较轻,与支原体肺炎症状相似。起病较急,发热、头痛、全身酸痛、乏力等较突出。有咳嗽、少痰或白色黏液痰、咽痛等症状。老年人或免疫功能受损的重症患者,可表现为呼吸困难、发绀、嗜睡、精神萎靡,甚至并发休克、心力衰竭和呼吸衰竭,严重者可发生急性呼吸窘迫综合征。

本病常无显著的胸部体征,病情严重者有呼吸浅速、心率增快、发绀、肺部干湿性啰音。

2.实验室及其他检查

(1)血常规:白细胞计数正常、略增高或偏低。

(2)病原体检查:呼吸道分泌物中细胞核内的包涵体可提示病毒感染,但并非一定来自肺部。需进一步评估下呼吸道分泌物或肺活检标本培养是否分离出病毒。

(3)X 线检查:可见肺纹理增多,小片状或广泛浸润。病情严重者,显示双肺呈弥漫性结节浸润,而大叶实变及胸腔积液者不多见。

3.治疗要点

病毒性肺炎以对症治疗为主,板蓝根、黄芪、金银花、连翘等中药有一定的抗病毒作用。对某些重症病毒性肺炎应采用抗病毒药物,如选用利巴韦林(病毒唑)、阿昔洛韦(无环鸟苷)等。

(四)真菌性肺炎评估

肺部真菌感染是最常见的深部真菌病。真菌感染的发生是机体与真菌相互作用的结果,最终取决于真菌的致病性、机体的免疫状态及环境条件对机体与真菌之间关系的影响。广谱抗生素、糖皮质激素、细胞毒药物及免疫抑制剂的广泛使用,人免疫缺陷病毒(HIV)感染和艾滋病增多使肺部真菌感染的机会增加。

真菌多在土壤中生长,孢子飞扬于空气中,极易被人体吸入而引起肺真菌感染(外源性):或使机体致敏。引起表现为支气管哮喘的过敏性肺泡炎。有些真菌为寄生菌,如念珠菌和放线菌,当机体免疫力降低时可引起感染。静脉营养疗法的中心静脉插管如留置时间过长。白念珠菌能在高浓度葡萄糖中生长,引起念珠菌感染中毒症。空气中到处有曲霉属孢子,在秋冬及阴雨季节。储藏的谷草发热霉变时更多。若大量吸入可能引起急性气管-支气管炎或肺炎。

1.临床表现

真菌性肺炎多继发于长期应用抗生素、糖皮质激素、免疫抑制剂、细胞毒药物或因长期留置导管、插管等诱发,其症状和体征无特征性变化。

2.实验室及其他检查

(1)真菌培养:其形态学辨认有助于早期诊断。

(2)X线检查:可表现为支气管肺炎、大叶性肺炎、弥漫性小结节及肿块状阴影和空洞。

3.治疗要点

真菌性肺炎目前尚无理想的药物,两性霉素 B 对多数肺部真菌仍为有效药物,但由于其不良反应较多,使其应用受到限制。其他药物尚有氟胞嘧啶、米康唑、酮康唑、制霉菌素等也可选用。

(五)重症肺炎评估

目前重症肺炎还没有普遍认同的标准,各国诊断标准不一,但都注重肺部病变的范围、器官灌注和氧合状态。我国制定的重症肺炎标准为:①意识障碍。②呼吸频率>30 次/分钟。③$PaO_2 < 8.0$ kPa(60 mmHg),$PO_2/FiO_2 < 300$,需行机械通气治疗。④血压<12.0/8.0 kPa(90/60 mmHg)。⑤胸部 X 线片显示双侧或多肺叶受累,或入院 48 小时内病变扩大≥50%。⑥少尿:尿量每小时<20 mL,或每 4 小时<80 mL,或急性肾衰竭需要透析治疗。

第五节 呼 吸 衰 竭

一、概述

呼吸衰竭是指各种原因引起的肺通气和(或)换气功能严重障碍,以至在静息状态下亦不能维持足够的气体交换,导致缺氧伴(或不伴)二氧化碳潴留,进而引起一系列病理生理改变和代谢紊乱的临床综合征。主要表现为呼吸困难、发绀、精神、神经症状等。常以动脉血气分析作为呼吸衰竭的诊断标准:在水平面、静息状态、呼吸空气条件下,动脉血氧分压(PaO_2)小于 8.0 kPa(60 mmHg),伴或不伴 CO_2 分压($PaCO_2$)大于 6.7 kPa(50 mmHg),并排除心内解剖分流和原发于心输出量降低等致低氧因素,可诊断为呼吸衰竭。

(一)病因

参与呼吸运动过程的任何一个环节发生病变,都可导致呼吸衰竭。临床上常见的病因有以下几种。

1.呼吸道阻塞性病变

气管-支气管的炎症、痉挛、肿瘤、异物、纤维化瘢痕,如慢性阻塞性肺疾病(COPD)、重症哮喘等引起呼吸道阻塞和肺通气不足。

2.肺组织病变

各种累及肺泡和(或)肺间质的病变,如肺炎、肺气肿、严重肺结核、弥漫性肺纤维化、肺水肿、肺不张、硅沉着病等均可导致肺容量减少、有效弥散面积减少、肺顺应性减低、通气/血流比值失调。

3.肺血管疾病

肺栓塞、肺血管炎、肺毛细血管瘤、多发性微血栓形成等可引起肺换气障碍,通气/血流比值失调,或部分静脉血未经氧合直接进入肺静脉。

4.胸廓与胸膜疾病

胸外伤引起的连枷胸、严重的自发性或外伤性气胸等均可影响胸廓活动和肺脏扩张,造成通气障碍。严重的脊柱畸形、大量胸腔积液或伴有胸膜增厚、粘连,亦可引起通气减少。

5.神经-肌肉疾病

脑血管疾病、颅脑外伤、脑炎以及安眠药中毒,可直接或间接抑制呼吸中枢。

脊髓高位损伤、脊髓灰质炎、多发性神经炎、重症肌无力、有机磷中毒、破伤风以及严重的钾代谢紊乱,均可累及呼吸肌,使呼吸肌动力下降而引起通气不足。

（二）分类

1.按发病的缓急分类

（1）急性呼吸衰竭:多指原来呼吸功能正常,由于某些突发因素,如创伤、休克、溺水、电击、急性呼吸道阻塞、药物中毒、颅脑病变等,造成肺通气和(或)换气功能迅速出现严重障碍,短时间内引起呼吸衰竭。

（2）慢性呼吸衰竭:指在一些慢性疾病,包括呼吸和神经肌肉系统疾病的基础上,呼吸功能障碍逐渐加重而发生的呼吸衰竭。最常见的原因为 COPD。

2.按动脉血气分析分类

（1）Ⅰ型呼吸衰竭:即缺氧性呼吸衰竭,血气分析特点为 $PaO_2 < 8.0$ kPa（60 mmHg）,$PaCO_2$ 降低或正常。主要见于弥散功能障碍、通气/血流比值失调、动-静脉分流等肺换气障碍性疾病,如急性肺栓塞、间质性肺疾病等。

（2）Ⅱ型呼吸衰竭:即高碳酸性呼吸衰竭,血气分析特点为 $PaO_2 < 8.0$ kPa（60 mmHg）,同时$PaCO_2 > 6.7$ kPa(50 mmHg)。因肺泡有效通气不足所致。单纯通气不足引起的缺氧和高碳酸血症的程度是平行的,若伴有换气功能障碍,则缺氧更严重,如 COPD。

（三）发病机制和病理生理

1.缺氧(低氧血症)和二氧化碳潴留(高碳酸血症)的发生机制

（1）肺通气不足:各种原因造成呼吸道管腔狭窄,通气障碍,使肺泡通气量减少,肺泡氧分压下降,二氧化碳排出障碍,最终导致缺氧和二氧化碳潴留。

（2）弥散障碍:指氧气、二氧化碳等气体通过肺泡膜进行气体交换的物理弥散过程发生障碍。由于氧气和二氧化碳通透肺泡膜的能力相差很大,氧的弥散力仅为二氧化碳的 1/20,故在弥散障碍时,通常表现为低氧血症。

（3）通气/血流比失调:正常成年人静息状态下,肺泡通气量为 4 L/min,肺血流量为5 L/min,通气/血流比为 0.8。病理情况下,通气/血流比失调有两种形式:①部分肺泡通气不足,如肺泡萎陷、肺炎、肺不张等引起病变部位的肺泡通气不足,通气/血流比减小,静脉血不能充分氧合,形成动-静脉样分流。②部分肺泡血流不足,肺血管病变如肺栓塞引起栓塞部位血流减少,通气正常,通气/血流比增大,吸入的气体不能与血流进行有效交换,形成无效腔效应,又称死腔样通气。通气/血流比失调的结果主要是缺氧,而无二氧化碳潴留。

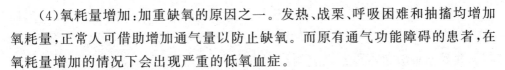

(4)氧耗量增加:加重缺氧的原因之一。发热、战栗、呼吸困难和抽搐均增加氧耗量,正常人可借助增加通气量以防止缺氧。而原有通气功能障碍的患者,在氧耗量增加的情况下会出现严重的低氧血症。

2.缺氧对人体的影响

(1)对中枢神经系统的影响:脑组织对缺氧最为敏感。缺氧对中枢神经影响的程度与缺氧的程度和发生速度有关。轻度缺氧仅有注意力不集中、智力减退、定向障碍等;随着缺氧的加重可出现烦躁不安、神志恍惚、谵妄、昏迷。由于大脑皮质神经元对缺氧的敏感性最高,因此临床上缺氧的最早期表现是精神症状。

严重缺氧可使血管的通透性增加,引起脑组织充血、水肿和颅内压增高,压迫脑血管,可进一步加重缺血、缺氧,形成恶性循环。

(2)对循环系统的影响:缺氧可反射性加快心率,使血压升高、冠状动脉血流增加以维持心肌活动所必需的氧。心肌对缺氧十分敏感,早期轻度缺氧即可在心电图上表现出来,急性严重缺氧可导致心室颤动或心搏骤停。长期慢性缺氧可引起心肌纤维化、心肌硬化。缺氧、肺动脉高压以及心肌受损等多种病理变化最终导致肺源性心脏病。

(3)对呼吸系统的影响:呼吸的变化受到低氧血症和高碳酸血症所引起的反射活动及原发病的影响。轻度缺氧可刺激颈动脉窦和主动脉体化学感受器,反射性兴奋呼吸中枢,使呼吸加深加快。随着缺氧的逐渐加重,这种反射迟钝,呼吸抑制。

(4)对酸碱平衡和电解质的影响:严重缺氧可抑制细胞能量代谢的中间过程,导致能量产生减少,乳酸和无机磷大量积蓄,引起代谢性酸中毒。而能量的不足使体内离子转运泵受到损害,钾离子由细胞内转移到血液和组织间,钠和氢离子进入细胞内,导致细胞内酸中毒和高钾血症。代谢性酸中毒产生的固定酸与缓冲系统中碳酸氢盐起作用,产生碳酸,使组织的二氧化碳分压增高。

(5)对消化、血液系统的影响:缺氧可直接或间接损害肝细胞,使丙氨酸氨基转移酶升高。慢性缺氧可引起继发红细胞增多,增加了血黏度,严重时加重肺循环阻力和右心负荷。

3.二氧化碳潴留对人体的影响

(1)对中枢神经系统的影响:轻度二氧化碳潴留,可间接兴奋皮质,引起失眠、精神兴奋、烦躁不安等症状,随着二氧化碳潴留的加重,皮质下层受到抑制,表现为嗜睡、昏睡甚至昏迷,称为二氧化碳麻醉。二氧化碳还可扩张脑血管,使脑血流量增加,严重时造成脑水肿。

(2)对循环系统的影响:二氧化碳潴留可引起心率加快,心输出量增加,肌肉及腹腔血管收缩,冠状动脉、脑血管及皮肤浅表血管扩张,早期表现为血压升高。二氧化碳潴留的加重可直接抑制心血管中枢,引起血压下降、心律失常等严重后果。

(3)对呼吸的影响:二氧化碳是强有力的呼吸中枢兴奋剂,$PaCO_2$急骤升高,呼吸加深加快,通气量增加;长时间的二氧化碳潴留则会对呼吸中枢产生抑制,此时的呼吸运动主要靠缺氧对外周化学感受器的刺激作用得以维持。

(4)对酸碱平衡的影响:二氧化碳潴留可直接导致呼吸性酸中毒。血液 pH 取决于HCO_3^-/H_2CO_3比值,前者靠肾脏的调节(1~3 天),而H_2CO_3的调节主要靠呼吸(仅需数小时)。急性呼吸衰竭时二氧化碳潴留可使 pH 迅速下降;而慢性呼吸衰竭时,因二氧化碳潴留发展缓慢,肾减少HCO_3^-排出,不致使 pH 明显减低。

(5)对肾脏的影响:轻度二氧化碳潴留可使肾血管扩张,肾血流量增加而使尿量增加。二氧化碳潴留严重时,由于 pH 减低,使肾血管痉挛,血流量减少,尿量亦减少。

二、急性呼吸衰竭

(一)病因

1.呼吸系统疾病

严重呼吸系统感染、急性呼吸道阻塞病变、重度或持续性哮喘、各种原因引起的急性肺水肿、肺血管疾病、胸廓外伤或手术损伤、自发性气胸和急剧增加的胸腔积液等,导致肺通气和换气障碍。

2.神经系统疾病

急性颅内感染、颅脑外伤、脑血管病变等直接或间接抑制呼吸中枢。

3.神经-肌肉传导系统病变

脊髓灰质炎、重症肌无力、有机磷中毒及颈椎外伤等可损伤神经-肌肉传导系统,引起通气不足。

(二)临床表现

急性呼吸衰竭的临床表现主要是低氧血症所致的呼吸困难和多器官功能障碍。

1.呼吸困难

其是呼吸衰竭最早出现的症状。表现为呼吸节律、频率和幅度的改变。

2.发绀

发绀是缺氧的典型表现。当动脉血氧饱和度低于 90% 时，可在口唇、甲床等末梢部位出现紫蓝色称为发绀。血红蛋白增高和休克时易出现发绀，严重贫血者即使缺氧也无明显发绀。发绀还受皮肤色素及心功能的影响。

3.精神神经症状

急性缺氧可出现精神错乱、狂躁、抽搐、昏迷等症状。

4.循环系统表现

多数患者有心动过速；严重低氧血症、酸中毒可引起心肌损害，亦可引起周围循环衰竭、血压下降、心律失常、心搏骤停。

5.消化和泌尿系统表现

严重缺氧损害肝、肾细胞，引起转氨酶、尿素氮升高；个别病例可出现蛋白尿和管型尿。因胃肠道黏膜屏障功能损伤，导致胃肠道黏膜充血、水肿、糜烂或应激性溃疡，引起上消化道出血。

(三)诊断

根据急性发病的病因及低氧血症的临床表现，急性呼吸衰竭的诊断不难做出，结合动脉血气分析可确诊。

(四)治疗

急性呼吸衰竭时，机体往往来不及代偿，故需紧急救治。

1.改善与维持通气

保证呼吸道通畅是最基本最重要的治疗措施。立即进行口对口人工呼吸，必要时建立人工呼吸道（气管插管或气管切开）。用手压式气囊做加压人工呼吸，将更利于发挥气体弥散的作用，延长氧分压在安全水平的时间，为进一步抢救赢得机会。

若患者有支气管痉挛，应立即由静脉给予支气管扩张药。

2.高浓度给氧

及时给予高浓度氧或纯氧，尽快缓解机体缺氧状况，保护重要器官是抢救成功的关键。但必须注意吸氧浓度和时间，以免造成氧中毒。一般吸入纯氧小于 5 小时。

3.其他抢救措施

见本节慢性呼吸衰竭。

三、慢性呼吸衰竭

慢性呼吸衰竭是由慢性胸肺疾病引起呼吸功能障碍逐渐加重而发生的呼吸衰竭。由于机体的代偿适应,尚能从事较轻体力工作和日常活动者称代偿性慢性呼吸衰竭;当并发呼吸道感染、呼吸道痉挛等原因致呼吸功能急剧恶化,代偿丧失,出现严重缺氧和二氧化碳潴留及代谢紊乱者称失代偿性慢性呼吸衰竭。以Ⅱ型呼吸衰竭最常见。

(一)病因

以慢性阻塞性肺疾病(COPD)最常见,其次为重症哮喘发作、弥漫性肺纤维化、严重肺结核、尘肺、广泛胸膜粘连、胸廓畸形等。呼吸道感染常是导致失代偿性慢性呼吸衰竭的直接诱因。

(二)临床表现

除原发病的相应症状外,主要是由缺氧和二氧化碳潴留引起的多器官功能紊乱。慢性呼吸衰竭的临床表现与急性呼吸衰竭大致相似,但在以下几方面有所不同。

1.呼吸困难

COPD所致的呼吸衰竭,病情较轻时表现为呼吸费力伴呼气延长,严重时呈浅快呼吸。若并发二氧化碳潴留,$PaCO_2$显著升高或升高过快,可出现二氧化碳麻醉,患者由深而慢的呼吸转为浅快呼吸或潮式呼吸。

2.精神神经症状

慢性呼吸衰竭伴二氧化碳潴留时,随着$PaCO_2$的升高,可表现为先兴奋后抑制。抑制之前的兴奋症状有烦躁、躁动、夜间失眠而白天嗜睡(睡眠倒错)等,抑制症状有神志淡漠、注意力不集中、定向力障碍、昏睡甚至昏迷,亦可出现腱反射减弱或消失、锥体束征阳性等,称为肺性脑病。

3.循环系统表现

二氧化碳潴留使外周体表静脉充盈、皮肤充血、温暖多汗、血压升高、心排血量增多而致脉搏洪大,多数患者有心率加快,因脑血管扩张产生搏动性头痛。

(三)诊断

根据患者有慢性肺疾病或其他导致呼吸功能障碍的疾病史,新近有呼吸道感染,有缺氧、二氧化碳潴留的临床表现,结合动脉血气分析可做出诊断。

(四)治疗

治疗原则是畅通呼吸道、纠正缺氧、增加通气量、纠正酸碱失衡及电解质紊乱和去除诱因。

1.保证呼吸道通畅

呼吸道通畅是纠正呼吸衰竭的首要措施。应鼓励患者咳嗽,对无力咳嗽、咳痰或意识障碍的患者要加强翻身拍背和体位引流,昏迷患者可采用多孔导管通过口腔、鼻腔、咽喉部,将分泌物或胃内反流物吸出。痰液黏稠不易咳出者,可采用雾化吸入稀释痰液;对呼吸道痉挛者可给予支气管解痉药,必要时建立人工呼吸道,并采用机械通气辅助呼吸。

2.氧疗

常用鼻塞或鼻导管吸氧,Ⅱ型呼吸衰竭应给予低流量(1～2 L/min)低浓度(25%～33%)持续吸氧。因Ⅱ型呼吸衰竭时,呼吸中枢对高二氧化碳的反应性差,呼吸的维持主要靠缺氧的刺激,若给予高浓度吸氧,可消除缺氧对呼吸的驱动作用,而使通气量迅速降低,二氧化碳分压更加升高,患者很快进入昏迷。Ⅰ型呼吸衰竭时吸氧浓度可较高(35%～45%),宜用面罩吸氧。应防止高浓度(>60%)长时间(>24小时)吸氧引起氧中毒。

3.增加通气量

减少二氧化碳潴留,二氧化碳潴留主要是由于肺泡通气不足引起的,只有增加肺泡通气量才能有效地排出二氧化碳。目前临床上常通过应用呼吸兴奋药和机械通气来改善肺泡通气功能。

(1)合理应用呼吸兴奋药可刺激呼吸中枢或周围化学感受器,增加呼吸频率和潮气量,使通气改善,还可改善神志,提高咳嗽反射,有利于排痰。常用尼可刹米1.875～3.75 g加入5%葡萄糖液500 mL中静脉滴注,但应注意供氧,以弥补其氧耗增多的弊端。氨茶碱、地高辛可增强膈肌收缩而增加通气量,可配合应用。必要时还可选用纳洛酮以促醒。

(2)机械通气的目的在于提供维持患者代谢所需要的肺泡通气;提供高浓度的氧气以纠正低氧血症,改善组织缺氧;代替过度疲劳的呼吸肌完成呼吸作用,减轻心肺负担,缓解呼吸困难症状。对于神志尚清,能配合的呼吸衰竭患者,可采用无创性机械通气,如做鼻或口鼻面罩呼吸机机械通气;对于病情危重神志不清或呼吸道有大量分泌物者,应建立人工呼吸道,如气管插管气管切开安装多功能呼吸机机械通气。机械通气为正压送气,操作时各项参数(潮气量、呼吸频率、吸呼比、氧浓度等)应适中,以免出现并发症。

4.抗感染

慢性呼吸衰竭急性加重的常见诱因是感染,一些非感染因素诱发的呼吸衰竭也容易继发感染。因此,抗感染治疗是慢性呼吸衰竭治疗的重要环节之一,应注意根据病原学检查及药物敏感试验合理应用抗生素。

5.纠正酸碱平衡失调

慢性呼吸衰竭常有二氧化碳潴留,导致呼吸性酸中毒。呼吸性酸中毒的发生多为慢性过程,机体常常以增加碱储备来代偿。因此,在纠正呼吸性酸中毒的同时,要注意纠正潜在的代谢性碱中毒,可给予盐酸精氨酸和补充钾盐。

6.营养支持

呼吸衰竭患者由于呼吸功能增加、发热等因素,导致能量消耗上升,机体处于负代谢,长时间会降低免疫功能,感染不易控制,呼吸肌易疲劳。故可给予患者高蛋白、高脂肪和低糖,以及多种维生素和微量元素的饮食,必要时静脉滴注脂肪乳。

7.病因治疗

病因治疗是治疗呼吸衰竭的根本所在。在解决呼吸衰竭本身造成的危害的前提下,应针对不同病因采取适当的治疗措施。

(五)转诊

1.转诊指征

呼吸衰竭一旦确诊,应立即转上一级医院诊治。

2.转诊注意事项

转诊前需给予吸氧、吸痰、强心、应用呼吸兴奋药等。

(六)健康指导

缓解期鼓励患者进行耐寒锻炼和呼吸功能锻炼,以增强体质及抗病能力;注意保暖,避免受凉及呼吸道感染,若出现感染症状,应及时治疗;注意休息,掌握合理的家庭氧疗;加强营养,增加抵抗力,减少呼吸道感染的机会。

四、护理评估

(一)致病因素

引起呼吸衰竭的病因很多,凡参与肺通气和换气的任何一个环节的严重病变都可导致呼吸衰竭。

1.呼吸系统疾病

常见于 COPD、重症哮喘、肺炎、严重肺结核、弥散性肺纤维化、肺水肿、严重气胸、大量胸腔积液、矽肺、胸廓畸形等。

2.神经肌肉病变

如脑血管疾病、颅脑外伤、脑炎、镇静催眠药中毒、多发性神经炎、脊髓颈段或高位胸段损伤、重症肌无力等。

上述病因可引起肺泡通气量不足、氧弥散障碍、通气/血流比例失调,导致缺氧或合并二氧化碳潴留而发生呼吸衰竭。

(二)身体状况

呼吸衰竭除原发疾病症状、体征外,主要为缺氧、二氧化碳潴留所致的呼吸困难和多脏器功能障碍。

1.呼吸困难

呼吸困难是最早、最突出的表现。主要为呼吸频率增快,病情严重时辅助呼吸肌活动增加,出现"三凹征"。若并发二氧化碳潴留,$PaCO_2$升高过快或显著升高时,患者可由呼吸过快转为浅慢呼吸或潮式呼吸。

2.发绀

发绀是缺氧的典型表现,可见口唇、指甲和舌发绀。严重贫血患者由于红细胞和血红蛋白减少,还原型血红蛋白的含量减低可不出现发绀。

3.精神神经症状

主要是缺氧和二氧化碳潴留的表现。早期轻度缺氧可表现为注意力分散、定向力减退;缺氧程度加重,出现烦躁不安、神志恍惚、嗜睡、昏迷。轻度二氧化碳潴留,表现为兴奋症状,即失眠、躁动、夜间失眠而白天嗜睡;重度二氧化碳潴留可抑制中枢神经系统导致肺性脑病,表现为神志淡漠、间歇抽搐、肌肉震颤、昏睡,甚至昏迷等二氧化碳麻醉现象。

4.循环系统表现

二氧化碳潴留使外周体表静脉充盈、皮肤充血、温暖多汗、血压升高、心排血量增多而致脉搏洪大;多数患者有心率加快;因脑血管扩张产生搏动性头痛。

5.其他

可表现为上消化道出血、谷丙转氨酶升高、蛋白尿、血尿、氮质血症等。

(三)心理-社会状况

患者常因躯体不适、气管插管或气管切开、各种监测及治疗仪器的使用等感到焦虑或恐惧。

(四)实验室及其他检查

1.动脉血气分析

$PaO_2<8.0$ kPa(60 mmHg),伴或不伴 $PaCO_2>6.7$ kPa(50 mmHg),为最重要的指标,可作为呼吸衰竭的诊断依据。

2.血 pH 及电解质测定

呼吸性酸中毒合并代谢性酸中毒时,血 pH 明显降低常伴有高钾血症。呼吸性酸中毒合并代谢性碱中毒时,常有低钾和低氯血症。

3.影像学检查

胸部 X 线检查、肺 CT 和放射性核素肺通气/灌注扫描等,可协助分析呼吸衰竭的原因。

五、护理诊断

(1)气体交换受损:与通气不足、通气/血流失调和弥散障碍有关。

(2)清理呼吸道无效:与分泌物增加、意识障碍、人工气道、呼吸肌功能障碍有关。

(3)焦虑:与呼吸困难、气管插管、病情严重、失去个人控制及对预后的不确定有关。

(4)营养失调,低于机体需要量:与食欲缺乏、呼吸困难、人工气道及机体消耗增加有关。

(5)有受伤的危险:与意识障碍、气管插管及机械呼吸有关。

(6)潜在并发症:如感染、窒息等。

(7)缺乏呼吸衰竭的防治知识。

六、护理措施

(一)病情观察

重症患者需持续心电监护,密切观察患者的意识状态、呼吸频率、呼吸节律和深度、血压、心率和心律。观察排痰是否通畅、有无发绀、球结膜水肿、肺部异常呼吸音及啰音;监测动脉血气分析、电解质检查结果、机械通气情况等;若患者出现神志淡漠、烦躁、抽搐时,提示有肺性脑病的发生,应及时通知医师进行处理。

(二)生活护理

1.休息与体位

急性发作时,安排患者在重症监护病室,绝对卧床休息;协助和指导患者取半卧位或坐位,指导、教会病情稳定的患者缩唇呼吸。

2.合理饮食

给予高热量、高蛋白、富含维生素、低糖类、易消化、少刺激性的食物;昏迷患者常规给予鼻饲或肠外营养。

(三)氧疗的护理

1.氧疗的意义和原则

氧疗能提高动脉血氧分压,纠正缺氧,减轻组织损伤,恢复脏器功能。临床上根据患者病情和血气分析结果采取不同的给氧方法和给氧浓度。原则是在畅通气道的前提下,Ⅰ型呼吸衰竭的患者可短时间内间歇给予高浓度(>35%)或高流量(4～6 L/min)吸氧;Ⅱ型呼吸衰竭的患者应给予低浓度(<35%)、低流量(1～2 L/min)鼻导管持续吸氧,使 PaO_2 控制在 8.0 kPa(60 mmHg)或 SaO_2 在 90%以上,以防因缺氧完全纠正,使外周化学感受器失去低氧血症的刺激而导致呼吸抑制,加重缺氧和二氧化碳潴留。

2.吸氧方法

有鼻导管、鼻塞、面罩、气管内和呼吸机给氧。临床常用、简便的方法是鼻导管、鼻塞法吸氧,其优点为简单、方便,不影响患者进食、咳嗽。缺点为氧浓度不恒定,易受患者呼吸影响,高流量对局部黏膜有刺激,氧流量不能>7 L/min。吸氧过程中应注意保持吸入氧气的湿化,输送氧气的面罩、导管、气管应定期更换消毒,防止交叉感染。

3.氧疗疗效的观察

若吸氧后呼吸困难缓解、发绀减轻、心率减慢、尿量增多、皮肤转暖、神志清醒,提示氧疗有效;若呼吸过缓或意识障碍加深,提示二氧化碳潴留加重。应根据动脉血气分析结果和患者的临床表现,及时调整吸氧流量或浓度。若发绀消失、神志清楚、精神好转、PaO_2>8.0 kPa (60 mmHg)、$PaCO_2$<6.7 kPa(50 mmHg),可间断吸氧几日后,停止氧疗。

(四)药物治疗的护理

用药过程中密切观察药物的疗效和不良反应。使用呼吸兴奋药必须保持呼吸道通畅,脑缺氧、脑水肿未纠正而出现频繁抽搐者慎用;静脉滴注时速度不宜过快,如出现恶心、呕吐、烦躁、面色潮红、皮肤瘙痒等现象,需要减慢滴速。对烦躁不安、夜间失眠患者,禁用对呼吸有抑制作用的药物,如吗啡等,慎用镇静药,以防止引起呼吸抑制。

(五)心理护理

呼吸衰竭的患者常对病情和预后有顾虑、心情忧郁、对治疗丧失信心,应多了解和关心患者的心理状况,特别是对建立人工气道和使用机械通气的患者,应经常巡视,让患者说出或写出引起或加剧焦虑的因素,针对性解决。

(六)健康指导

1.疾病知识指导

向患者及家属讲解疾病的发病机制、发展和转归。告诉患者及家属慢性呼吸衰竭患者度过危重期后,关键是预防和及时处理呼吸道感染等诱因,以减少急性发作,尽可能延缓肺功能恶化的进程。

2.生活指导

从饮食、呼吸功能锻炼、运动、避免呼吸道感染、家庭氧疗等方面进行指导。

3.病情监测指导

指导患者及家属学会识别病情变化,如出现咳嗽加剧、痰液增多、色变黄、呼吸困难、神志改变等,应及早就医。

第四章

消化系统疾病护理

第一节　消化性溃疡

消化性溃疡是一种常见的胃肠道疾病,简称溃疡病,通常指发生在胃或十二指肠球部的溃疡,并分别称之为胃溃疡或十二指肠溃疡。事实上,本病可以发生在与酸性胃液相接触的其他胃肠道部位,包括食管下端、胃肠吻合术后的吻合口及其附近的肠襻,以及含有异位胃黏膜的 Meckel 憩室。

消化性溃疡是一组常见病、多发病,人群中患病率高达 5%～10%,严重危害人们的健康。本病可见于任何年龄,以 20～50 岁为多,占 80%,10 岁以下或60 岁以上者较少。胃溃疡(GU)常见于中年人和老年人,男性多于女性,二者之比约为 3∶1。十二指肠球部溃疡(DU)多于胃溃疡,患病率是胃溃疡的 5 倍。

一、病因及发病机制

消化性溃疡病因和发病机制尚不十分明确,学说甚多,归纳起来有三个方面:损害因素的作用,即化学性、药物性等因素的直接破坏作用;保护因素的减弱;易感及诱发因素(遗传、性激素、工作负荷等)。目前认为胃溃疡多以保护因素减弱为主,而十二指肠球部溃疡则以损害因素的作用为主。

(一)损害因素作用

1.胃酸及胃蛋白酶分泌异常

31%～46% 的 DU 患者胃酸分泌率高于正常高限(正常男性为 11.6～60.6 mmol/h,女性为 8.0～40.1 mmol/h)。因胃蛋白酶原随胃酸分泌,故患者中胃蛋白酶原分泌增加的百分比大致与胃酸分泌增加的百分比相同。

多数 GU 患者胃酸分泌率正常或低于正常,仅少数患者(如卓-艾综合征)胃酸分泌率高于正常。虽然如此,也不能排除胃酸及胃蛋白酶是某些 GU 的病因。通常认为,在胃酸分泌高的溃疡患者中,胃酸和胃蛋白酶是导致发病的重要因素。

基础胃酸分泌增加可由下列因素所致:①胃泌素分泌增加(卓-艾综合征)。②乙酰胆碱刺激增加(迷走神经功能亢进)。③组织胺刺激增加(系统性肥大细胞病或嗜碱性粒细胞白血病)。

2.药物性因素

阿司匹林、糖皮质激素、非甾体抗炎药等可直接破坏胃黏膜屏障,被认为与消化性溃疡的发病有关。

3.胆汁及胰液反流

胆酸、溶血卵磷脂及胰酶是引起一些消化性溃疡的致病因素,尤其见于某些 GU。这些 GU 患者幽门括约肌功能不全,胆汁和(或)胰酶反流入胃造成胃炎,继发 GU。

胆汁及胰液损伤胃黏膜的机制可能是改变覆盖上皮细胞表面的黏液,损伤胃黏膜屏障,使黏膜更易受胃酸和胃蛋白酶的损害。

(二)保护因素减弱

1.黏膜防护异常

胃黏膜屏障由黏膜上皮细胞顶端的一层脂蛋白膜所组成,使黏膜免受胃内容物损伤或在损伤后得到迅速地修复。黏液的分泌减少或结构异常均能使凝胶层黏液抵抗力减弱。胃黏膜血流减少导致细胞损伤与溃疡。胃黏膜缺血是严重内、外科疾病患者发生急性胃黏膜损伤的直接原因。胃小弯处易发溃疡可能与其侧支血管较少有关。黏膜碳酸氢盐和前列腺素分泌减少亦可使黏膜防御功能降低。

2.胃肠道激素

胃肠道黏膜与胰腺的内分泌细胞分泌多种肽类和胺类胃肠道激素(胰泌素、胆囊收缩素、血管活性肠肽、高血糖素、肠抑胃肽、生长抑素、前列腺素等)。它们具有一定生理作用,主要参与食物消化过程,调节胃酸/胃蛋白酶分泌,并能营养和保护胃肠黏膜,一旦这些激素分泌和调节失衡,即易产生溃疡。

(三)易感及诱发因素

1.遗传倾向

消化性溃疡有相当高的家族发病率。曾有报告 20%~50% 的患者有家族史,而一般人群的发病率仅为 5%～10%。许多临床调查研究表明,DU 患者的血型以 O 型多见,消化性溃疡伴并发症者也以 O 型多见,这与 50% 的 DU 患者和 40% 的 GU 患者不分泌 ABO 血型物质有关。DU 与 GU 的遗传易感基因不同。提示 GU 与 DU 是两种不同的疾病。GU 患者的子女患 GU 风险为一般人群的 3 倍,而 DU 患者的子女的风险则并不比一般人群高。曾有报道 62% 的儿童 DU 患者有家族史。消化性溃疡的遗传因素还直接表现为某些少见的遗传综合征。

2.性腺激素因素

国内报道消化性溃疡的男女性别比为(3.9～8.5)∶1,这种差异被认为与性激素作用有关。女性激素对消化道黏膜具有保护作用。生育期妇女罹患消化性溃疡明显少于绝经期后妇女,妊娠期妇女的发病率亦明显低于非妊娠期。现认为女性性腺激素特别是黄体酮,能阻止溃疡病的发生。

3.心理-社会因素

研究认为,消化性溃疡属于心理生理疾病的范畴,特别是 DU 与心理-社会因素的关系尤为密切。与溃疡病的发生有关的心理社会因素主要如下。

(1)长期的精神紧张:不良的工作环境和劳动条件,长期的脑力活动造成的精神疲劳,加之睡眠不足,缺乏应有的休息和调节,导致精神过度紧张。

(2)强烈的精神刺激:重大的生活事件,生活情景的突然改变,社会环境的变迁,如丧偶、离婚、自然灾害、战争动乱等造成的心理应激。

(3)不良的情绪反应:指不协调的人际关系,工作生活中的挫折,无所依靠而产生的心理上的失落感和愤怒、抑郁、忧虑、沮丧等不良情绪。消化系统是情绪反应的敏感系统,所以这些心理-社会因素就会在其他一些内外致病因素的综合作用下,促使溃疡病的发生。

4.个性和行为方式

个性特点和行为方式与本病的发生也有一定关系,它既可作为本病的发病基础,又可改变疾病的过程,影响疾病的转归。溃疡病患者的个性和行为方式有以下几个特点。

(1)竞争性强,雄心勃勃。有的人在事业上虽取得了一定成就,但其精神生活往往过于紧张,即使在休息时,也不能取得良好的精神松弛。

(2)独立和依赖之间的矛盾,生活中希望独立,但行动上又不愿吃苦,因循守旧、被动、顺从、缺乏创造性、依赖性强,因而引起心理冲突。

(3)情绪不稳定,遇到刺激,内心情感反应强烈,易产生挫折感。

（4）惯于自我克制。情绪虽易波动，但往往喜怒不形于色，即使在愤怒时，也常常是怒而不发，情绪反应被阻抑，导致更为强烈的自主神经系统功能紊乱。

（5）其他：性格内向、孤僻、过分关注自己、不好交往、自负、焦虑、易抑郁、事无巨细、刻求井井有条等。

5.吸烟

吸烟与溃疡发病是否有关，尚不明确。但流行病学研究发现溃疡患者中吸烟比例较对照组高；吸烟量与溃疡病流行率呈正相关；吸烟者死于溃疡病者比不吸烟者多；吸烟者的 DU 较不吸烟者难愈合；吸烟者的 DU 复发率比不吸烟者高。吸烟与 GU 的发病关系则不清楚。

6.乙醇及咖啡饮料

两者都能刺激胃酸分泌，但缺乏引起胃十二指肠溃疡的确定依据。

二、症状和体征

(一)疼痛

溃疡疼痛的确切机制尚不明确。较早曾提出胃酸刺激是溃疡疼痛的直接原因。因溃疡疼痛发生于进餐后一段时期，此时胃内胃酸浓度达到最高水平。然而，以酸灌注溃疡病患者却不能诱发疼痛；"酸理论"亦不能解释十二指肠溃疡疼痛。由于溃疡痛与胃内压力的升高同步，故胃壁肌紧张度增高与十二指肠球部痉挛均被认为是溃疡痛的原因。溃疡周围水肿与炎症区域的肌痉挛，或溃疡基底部与胃酸接触可引起持续烧灼样痛。给溃疡病患者服用安慰剂，发现其具有与抗酸剂同样的缓解疼痛疗效，进食在有些患者反而会加重疼痛。因此，溃疡疼痛的另一种机制可能与胃十二指肠运动功能异常有关。

1.疼痛的性质与强度

溃疡痛常为绞痛、针刺样痛、烧灼样痛和钻痛，也可仅为烧灼样感或类似饥饿性胃收缩感以至难与饥饿感相区别。疼痛的程度因人而异，多数呈钝痛，可忍受，无须立即停止工作。老年人感觉迟钝，疼痛往往较轻。少数则剧痛，须使用止痛剂才可缓解。约10％的患者在病程中不觉疼痛，直至出现并发症时才被诊断，故被称为无痛性溃疡。

2.疼痛的部位和放射

无并发症的 GU 的疼痛部位常在剑突下或上腹中线偏左；DU 多在剑突下偏右，范围较局限。疼痛常不放射。一旦发生穿透性溃疡或溃疡穿孔，则疼痛向背部、腹部其他部位，甚至肩部放射。有报道，在一些吸烟的溃疡病患者中，疼痛可向左下胸放射,类似心绞痛,称为胃心综合征。患者戒烟和溃疡治愈后,左下胸痛即消失。

3.疼痛的节律性

消化性溃疡病中一项最特别的表现是疼痛的出现与消失呈节律性,这与胃的充盈和排空有关。疼痛常与进食有明显关系。GU 疼痛多在餐后 0.5～2.0 小时出现,至下餐前消失,即有“进食→疼痛→舒适”的规律。DU 疼痛多在餐后 3～4 小时出现,进食后可缓解,即有“进食→舒适→疼痛”的规律。疼痛还可出现在晚间睡前或半夜痛醒,称为夜间痛。

4.疼痛的周期性

消化性溃疡的疼痛发作可延续数天或数周后自行缓解,称为溃疡痛小周期。每逢深秋至冬春季节交替时疼痛发作,构成溃疡痛的大周期。溃疡病病程的周期性原因不明,可能与机体全身反应,特别是神经系统兴奋性的改变有关,也与气候变化和饮食失调有关。一般饮食不当,情绪波动,气候突变等可加重疼痛;进食、饮牛奶、休息、局部热敷、服制酸药物可缓解疼痛。

(二)胃肠道症状

1.恶心、呕吐

溃疡病的呕吐为胃性呕吐,属反射性呕吐。呕吐前常有恶心且与进食有关。但恶心与呕吐并非是单纯性胃十二指肠溃疡的症状。消化性溃疡患者发生呕吐很可能伴有胃潴留或与幽门附近溃疡刺激有关。刺激性呕吐于进食后迅速发生,患者在呕吐大量胃内容物后感觉轻松。幽门梗阻伴胃潴留所致呕吐很可能发生于清晨,呕吐物中含有隔宿的食物,并带有酸馊气味。

2.嗳气与胃灼热

(1)嗳气可见于溃疡病患者,此症状无特殊意义。多见于年轻的 DU 患者,可伴有幽门痉挛。

(2)胃灼热(亦称烧心)是位于心窝部或剑突后的发热感,见于 60%～80%的溃疡病患者,患者多有高酸分泌。可在消化性溃疡发病之前多年发生。胃灼热与溃疡痛相似,有在饥饿时与夜间发生的特点,且同样具有节律性与周期性。胃灼热发病机制仍有争论,目前多认为是由于反流的酸性胃内容物刺激下段食管的黏膜引起。

3.其他消化系统症状

消化性溃疡患者食欲一般无明显改变,少数有食欲亢进。由于疼痛常与进食有关,往往不敢多食。有些患者因长期疼痛或并发慢性胃十二指肠炎,胃分泌与运动功能减退,导致食欲减退,这较多见于慢性 GU。有些 DU 患者有周期性唾液分泌增多,可能与迷走神经功能亢进有关。

痉挛性便秘是消化性溃疡常见症状之一,但其原因与溃疡病无关,而与迷走神经功能亢进、严重偏食使纤维食物摄取过少及药物(铝盐、铋盐、钙盐、抗胆碱能药)的不良反应有关。

(三)全身性症状

除胃肠道症状外,患者可有自主神经功能紊乱的症状,如缓脉、多汗等。久病更易出现焦虑、抑郁和失眠等精神症状。疼痛剧烈影响进食者可有消瘦及贫血。

三、并发症

约 1/3 的消化性溃疡患者病程中出现出血、穿孔或梗阻等并发症。

(一)出血

出血是消化性溃疡最常见的并发症,见于 15%～20% 的 DU 和 10%～15% 的 GU 患者。它标志着溃疡病变处于高度活动期。发生出血的危险率与病期长短无关,1/4～1/3 的患者发生出血时无溃疡病史。出血多见于寒冷季节。

出血是溃疡腐蚀血管所致。急性出血最常见现象为黑便和呕血。仅 50～75 mL 的少量出血即可表现为黑便。GU 者大量出血时有呕血伴黑便。DU 则多为黑便,量多时反流入胃亦可表现为呕血。如大量血流快速通过胃肠道,粪色则为暗红或酱色。大量出血导致急性循环血量下降,出现体位性心动过速、血压脉压减小和直立性低血压,严重者发生休克。

(二)穿孔

溃疡严重,穿破浆膜层可致:十二指肠内容物经过溃疡穿孔进入腹膜腔即游离穿孔;溃疡侵蚀穿透胃十二指肠壁,但被胰、肝、脾等实质器官所封闭而不形成游离穿孔;溃疡扩展至空腔脏器,如胆总管、胰管、胆囊或肠腔形成瘘管。

6%～11% 的 DU 和 2%～5% 的 GU 患者发生游离穿孔,甚至以游离穿孔为起病方式。老年男性及服用非甾体抗炎药者较易发生游离穿孔。十二指肠前壁溃疡容易穿孔,偶有十二指肠后壁溃疡穿孔至小网膜囊引起背痛而非弥漫性腹膜炎症。GU 穿孔多位于小弯处。

游离穿孔的特点为突然出现、发展很快,有持续的剧烈疼痛。痛始于上腹部,很快发展为全腹痛,活动可加剧,患者多取仰卧不动的体位。腹部触诊压痛明显,腹肌广泛板样强直。由于体液向腹膜腔内渗出,常有血压降低、心率加快、血液浓缩及白细胞计数增高,而少有发热。16%的患者血清淀粉酶轻度升高。75%的患者的直立位胸腹部 X 线可见游离气体。经鼻胃管注入 400～500 mL 空气或碘造影剂后摄片,更易发现穿孔。

有时游离穿孔的临床表现可不典型,如穿孔很快闭合,腹腔细菌污染很轻,临床症状可很快自动改善;老年或有神经精神障碍者,腹痛及腹部体征不明显,仅表现为原因不明的休克;体液缓慢渗漏入腹膜腔而集积于右结肠旁沟,临床表现似急性阑尾炎。

溃疡穿孔至胰腺者通常有难治性溃疡疼痛。十二指肠后壁穿透者血清淀粉酶及脂酶水平可升高。偶尔穿孔可引起瘘管,如十二指肠穿孔至胆总管瘘管,胃溃疡穿通至结肠或十二指肠瘘管。

穿孔死亡率为 5%～15%,而靠近贲门的高位胃溃疡的死亡率更高。

(三)幽门梗阻

约 5%的 DU 和幽门溃疡患者出现幽门梗阻。梗阻由水肿、平滑肌痉挛、纤维化或诸种因素合并所致,梗阻多为溃疡病后期表现。消化性溃疡并发梗阻的死亡率为 7%～26%。

由于梗阻使胃排空延缓,患者常出现恶心、呕吐、上腹部饱满、胀气、食欲减退、早饱、畏食和体重明显下降。上腹痛经呕吐后可暂时缓解。呕吐多在进食后 1 小时或更长时间后出现,吐出量大,为不含胆汁的未消化食物,此种症状可持续数周至数月。体格检查可见血容量不足征象(低血压、心动过速、皮肤黏膜干燥),上腹部蠕动波及胃部振水音。

实验室检查常有血液浓缩、肾前性氮质血症等血容量不足征象及呕吐引起的低钾低氯代谢性碱中毒。若体重丧失明显,可出现低蛋白血症。

(四)癌变

少数 GU 发生癌变,发生率不详。凡 45 岁以上患者、内科积极治疗无效者及营养状态差、贫血、粪便隐血试验持续阳性者均应做钡餐、纤维胃镜检查及活组织病理检查,以尽早发现癌变。

四、检查

(一)血清胃泌素含量

放免法检测胃泌素可检出卓-艾综合征及其他高胃酸分泌性消化性溃疡。

未服过大剂量的抗酸剂、H_2 受体拮抗剂或质子泵抑制剂等药者,如空腹血清胃泌素水平＞734 pmol/L(200 pg/mL),应测定胃酸分泌量,以明确是否由于恶性贫血、萎缩性胃炎、胃癌或迷走神经切除等因素导致胃泌素反馈性增高。血清胃泌素含量及基础酸排量均增加仅见于少数疾病。测定静脉注射胰泌素后的血清胃泌素浓度,有助于确诊诊断不明的卓-艾综合征。

(二)胃酸分泌试验方法

胃酸分泌试验方法是在透视下将胃管置入胃内,管端位于胃窦,以吸引器吸取胃液,测定每次吸取的胃液量及酸浓度。健康人胃酸分泌量见表 4-1。GU 的酸排量与正常人相似,而 DU 则空腹和夜间均维持较高水平。胃酸分泌幅度在正常人和消化性溃疡患者之间重叠,GU 与 DU 之间亦有重叠,故胃酸分泌检查对溃疡病的定性诊断意义不大。对缺乏胃酸的溃疡病,应疑有癌变;胃酸很高,基础酸排量和最高酸排量明显增高,则提示胃泌素瘤可能。

表 4-1　健康男女性正常胃酸分泌的高限及低限值

项目	基础(mmol/h)	最高(mmol/h)	最大(mmol/h)	基础/最大(mmol/h)
男性(N=172)高限值	10.5	60.6	47.7	0.31
男性(N=172)低限值	0	11.6	9.3	0
女性(N=76)高限值	5.6	40.1	31.2	0.29
女性(N=76)低限值	0	8.0	5.6	0

(三)X 线钡餐检查

X 线钡餐检查是确定诊断的有效方法,尤其对临床表现不典型者。消化性溃疡在 X 线征象上出现形态和功能的改变,即直接征象与间接征象。由钡剂充填溃疡形成龛影为直接征象,是最可靠的诊断依据。溃疡病周围组织的炎性病变与局部痉挛产生钡餐检查时的局部压痛或激惹现象,以及溃疡愈合形成瘢痕收缩使局部变形,均属于间接征象。

(四)纤维胃镜检查

胃镜检查对消化性溃疡的诊断和鉴别诊断有很大价值。该检查可以发现 X 线所难以发现的浅小溃疡,确切地判断溃疡的部位、数目、大小、深浅、形态及病期(活动期、愈合期、瘢痕期),对随访溃疡的过程和判定治疗的效果有价值。胃镜检查还可在直视下做胃黏膜活组织检查等,故对溃疡良性、恶性的鉴别价值较大。

(五)粪便隐血试验

溃疡活动期,溃疡面有微量出血,粪隐血试验大都阳性,治疗 1~2 周后多转为阴性。如持续阳性,则疑有癌变。

(六)幽门螺杆菌(HP)感染检查

近来 HP 在消化性溃疡发病中的重要作用备受重视。我国人群中 HP 感染率为 40%~60%。HP 在 GU 和 DU 中的检出率更是分别高达 70%~80% 和 90%~100%。诊断 HP 方法有多种:①直接从活检胃黏膜中细菌培养、组织涂片或切片染色查 HP。②用尿素酶试验、^{14}C尿素呼吸试验、胃液尿素氮检测等方法测定胃内尿素酶活性。③血清学查抗 HP 抗体。④聚合酶链式反应技术查 HP。

五、护理

(一)护理观察

1.腹痛

观察腹痛的部位、性质、强度,有无放射痛,与进食、服药的关系,腹痛有无周期性。

2.呕吐

观察呕吐物性质、气味、量、颜色、呕吐次数及与进食关系,注意有无因呕吐而致脱水和低钾、低钠血症及低氯性碱中毒。

3.呕血和黑粪

观察呕血、便血的量、次数和性质。注意出血前有无恶心、呕吐、上腹不适、血中是否混有食物,以便与咳血相区别。半数以上的溃疡出血者有 38.5 ℃ 以下的低热,持续时间与出血时间一致,可作为出血活动的一个标志,故应每天多次测体温。

4.穿孔

由于老年人常有其他慢性病,穿孔时腹痛、腹肌紧张不明显,可无显著压痛和反跳痛,常易误诊,死亡率高,应予密切观察生命体征和腹部情况。

5.幽门梗阻观察以下情况可了解胃潴留程度

餐后 4 小时后胃液量(正常＜300 mL),禁食 12 小时后胃液量(正常＜200 mL),空腹胃注入 750 mL 生理盐水 30 分钟后胃液量(正常＜400 mL)。

6.其他

注意观察有无影响溃疡愈合的焦虑和忧郁、饮食不节、熬夜、过度劳累、服药不正规,服用阿司匹林和肾上腺皮质激素、吸烟等。

(二)常规护理

1.休息

消化性溃疡属于典型的心身疾病,心理-社会因素对发病起着重要作用。因此,规律的生活和劳逸结合的工作安排,无论在本病的发作期或缓解期都十分重要。休息是消化性溃疡基本和重要的护理。休息包括精神休息和躯体休息。病情轻者可边工作边治疗,较重者应卧床数天至2周,继之休息1～2个月。平卧休息时胆汁反流明显减少,对胃溃疡患者有利。另外,应保证充足的睡眠,服用适量镇静剂。

2.戒烟、酒及其他嗜好品

吸烟者消化性溃疡的发病率较不吸烟者多。吸烟可使溃疡恶化或延迟溃疡愈合。吸烟会削弱十二指肠液中和胃酸的能力,还能引起十二指肠液反流入胃。患者戒烟后溃疡症状明显改善。有研究认为,就 DU 患者而言,戒烟比服西咪替丁更重要。

乙醇能损坏胃黏膜屏障引起胃炎而加重症状,延迟愈合。此外,还能减弱胰泌素对胰外分泌腺分泌水和碳酸氢根的作用,降低了胰液中和胃酸的能力。临床观察也显示消化性溃疡患者停止饮酒后症状减轻,故应劝患者戒酒。

咖啡等物质能刺激胃酸与胃蛋白酶分泌,还可使胃黏膜充血,加剧溃疡病症状。故应不饮或少饮咖啡、可口可乐、茶、啤酒等。

3.饮食

饮食护理是消化性溃疡病治疗的重要组成部分。饮食护理的目的是减轻机械性和化学性刺激、缓解和减轻疼痛。合理营养有利于改善营养状况、纠正贫血、促进溃疡愈合、避免发生并发症。

(三)饮食护理原则

1.宜少量多餐,定时、定量进餐

每天 5～7 餐,每餐量不宜过饱,约为正常量的 2/3。因少量多餐可中和胃酸,减少胃酸对溃疡面的刺激,又可供给足够营养。少量多餐在急性消化性溃疡时更为适宜。

2.宜选食营养价值高、质软而易于消化的食物

如牛奶、鸡蛋、豆浆、鱼、嫩的瘦猪肉等食物,经加工烹调变得细软易消化,对胃肠无刺激。同时注意补充足够的热量及蛋白质和维生素。

3.蛋白质、脂肪、碳水化合物的供给要求

蛋白质按每天每千克体重1.0～1.5 g供给;脂肪按每天70～90 g供给,选择易消化吸收的乳融状脂肪(如奶油、牛奶、蛋黄、黄油、奶酪等),也可用适量的植物油,碳水化合物按每天300～350 g供给。选择易消化的糖类如粥、面条、馄饨等,但蔗糖不宜供给过多,否则可使胃酸增加,且易胀气。

4.避免化学性和机械性刺激的食物

化学刺激性的食物有咖啡、浓茶、可可、巧克力等,这些食物可刺激胃酸分泌增加;机械性刺激的食物有油炸猪排、花生米、粗粮、芹菜、韭菜、黄豆芽等,这些食物可刺激胃黏膜表面血管和溃疡面。总之,溃疡病患者不宜吃过咸、过甜、过酸、过鲜、过冷、过热及过硬的食物。

5.食物烹调必须切碎制烂

食物烹调必须切碎制烂,可选用蒸、煮、汆、烧、烩、焖等的烹调方法。不宜采用爆炒、滑溜、干炸、油炸、生拌、烟熏、腌腊等烹调方法。

6.必须预防便秘

溃疡病饮食中含粗纤维少,食物细软,易引起便秘,宜经常吃些润肠通便的食物如果子冻、果汁、菜汁等,可预防便秘。

溃疡病急性发作或出血刚停止后,进流质饮食,每天6～7餐。无消化道出血且疼痛较轻者宜进厚流质或少渣半流质,每天6餐。病情稳定、自觉症状明显减轻或基本消失者,每天6餐细软半流质。基本愈合者每天3餐普食加2餐点心,不宜进食油煎、炸和粗纤维多的食物。

出现呕血、幽门梗阻严重或急性穿孔均应禁食。

(四)心理护理

在治疗护理过程中应注重教育,应把防病治病的基本知识介绍给患者,如让患者注意避免精神紧张和不良情绪的刺激,注意精神卫生,注意锻炼身体、增强体质、培养良好的生活习惯,生活有规律,注意劳逸结合,节制烟酒,慎用对胃黏膜有损害的药物等;使患者了解本病的规律性,治疗原则和方法,从而坚定战胜疾病的信心,自觉配合治疗和护理。在心理护理过程中,护士应当了解患者在疾病的不同时期所出现的心理反应,如否认、焦虑、抑郁、孤独感、依赖心理等心理反应,护理上重点要给患者以心理支持,特别帮助他们克服紧张、焦虑、抑郁等常见的心理问题,帮助他们进行认识重建,即认识个人、认识社会,调整和处理好人与人、个人与社会之间的关系,重新找到自己新的起点,减少疾病造成的痛苦和不安。心理护理中,护士应当实施针对性、个性化的心理护理。如对那些具有明显心理素质上弱点的患者,有易暴怒、抑郁、孤僻及多疑倾向者应及早通过心理指导加强其个性的培养;对那些有明显行为问题者,如酗酒、吸烟、多食、缺少运动及 A 型行为等,应用心理学技术指导其进行矫正;对那些工作和生活环境里存在明显应激源的人,应及时帮助其进行适当的调整,减少不必要的心理刺激。

(五)药物治疗护理

1.制酸剂

胃酸、胃蛋白酶对消化性溃疡的发病有重要作用。制酸药能中和胃酸从而缓解疼痛并降低胃蛋白酶的活性。常用的制酸药分可溶性和不溶性两种。可溶性抗酸药主要为碳酸氢钠,该药止痛效果快,但自肠道吸收迅速,大量及长期应用可引起钠潴留和代谢性碱中毒,且与胃酸相遇可产生 CO_2,引起腹胀和继发胃酸增高,故不宜单独使用,而应小剂量与其他抗酸药混合服用。不溶性抗酸药有氢氧化铝、碳酸铝、氧化铝、三硅酸镁等,作用缓慢而持久,肠道不吸收,可单独或联合用药。各种抗酸剂均有其特点,临床上常联合应用,以提高疗效,减少不良反应。抗酸药对缓解溃疡疼痛十分有效,是否能促进溃疡愈合,尚无肯定结论。

使用抗酸药应注意:①在饭后 1～2 小时服,可延长中和作用时间,而不可在餐前或就餐时服药。睡前加服 1 次,可中和夜间所分泌的大量酸。②片剂嚼碎后服用效果较好,因药物颗粒越小溶解越快,中和酸的作用越大,因此凝胶或溶液的效果最好,粉剂次之,片剂较差。③抗酸药除可引起便秘、腹泻外,尚可引起一些其他不良反应,特别是当患者有肾功能不全或心力衰竭时,如碳酸氢钠可造成钠潴留和碱中毒;碳酸钙剂量过大时,高血钙可刺激 G 细胞分泌大量胃泌素,引起胃酸分泌反跳而加重上腹痛;长期大量服用氢氧化铝后,因铝结合饮食中的磷,使肠道对磷的吸收减少,严重缺磷可引起食欲缺乏、软弱无力等,甚至导致软骨病或骨质疏松。

2.抗胆碱能药

这类药物可抑制迷走神经功能,因而具有减少胃酸分泌、解除平滑肌和血管痉挛、改善局部营养和延缓胃排空等作用,有利于延长抗酸药和食物对胃酸的中和,达到止痛目的。但其延缓胃排空引起胃窦部潴留,可促使胃酸分泌所以认为不宜用于胃溃疡。抗胆碱能药服后 2 小时出现最大药理作用,故常于餐后 6 小时及睡前服用。抗胆碱能药物最大缺点是不但能抑制胃酸分泌,也抑制乙酰胆碱在全身的生理作用,故有口干、视物模糊、心动过速、汗闭、便秘和尿潴留等不良反应,故溃疡出血、幽门梗阻、反流性食管炎、青光眼、前列腺肥大等患者均不宜使用。常用的药物有普鲁苯辛、甲溴阿托品、贝那替秦、山莨菪碱、阿托品等。

3.H₂受体阻滞剂

组织胺通过两种受体而产生效应,其中与胃酸分泌有关的是 H₂ 受体。阻滞 H₂ 受体能抑制胃酸的分泌。代表药是西咪替丁,它对胃酸的分泌具有强大抑制作用。口服后很快被小肠所吸收,在 $1\sim2$ 小时内血液浓度达高峰,可完全抑制由饮食或胃泌素所引起的胃酸分泌达 $6\sim7$ 小时。该药常于进餐时与食物同服。年龄大、伴有肾功能和其他疾病者易发生不良反应。常见的不良反应有头痛、腹泻、嗜睡、疲劳、肌痛、便秘等。其他常用的药物还有雷尼替丁、法莫替丁等。西咪替丁会影响华法林、茶碱或苯妥英的药物代谢,与抗酸剂合用时,间隔时间不小于2小时。

4.丙谷胺及其他减少胃酸分泌药

丙谷胺的分子结构与胃泌素的末端相似,能抑制基础酸排量和最大酸排量,竞争性抑制胃泌素受体,并对胃黏膜有保护和促进愈合作用,其抑酸和缓解症状的作用较西咪替丁弱。该药常于饭前 15 分钟服,无明显不良反应。哌仑西平能选择性拮抗乙酰胆碱的促胃分泌效应而不拮抗其他效应,很少有不良反应,宜餐前 90 分钟服用。甲氧氯普胺为胃运动促进剂,能增强胃窦蠕动加速胃排空,减少食糜等对胃窦部的刺激而使胃酸分泌减少,还可减少胆汁反流,减轻胆汁对胃黏膜的损害。一般用药后 $60\sim90$ 分钟可达作用高峰,故宜在餐前 30 分钟服用,严重的不良反应为锥体外系反应。

5.细胞保护剂

临床常用的细胞保护剂有多种。甘珀酸能加强胃黏液分泌,强固胃黏膜屏障,促进胃黏膜再生。但具有醛固酮样效应,可引起高血压、水肿、水钠潴留、低血钾等不良反应,故高血压、心脏病、肾脏病和肝脏病患者慎用。服药的最佳时间为餐前 $15\sim30$ 分钟和睡前服。胶态次枸橼酸铋,在酸性胃液中与溃疡坏死组织螯合,形成保护性铋蛋白凝固物,使溃疡面与胃酸、胃蛋白酶隔离。宜在餐前 1 小时和睡前服。严重肾功能不全者忌用,少数人服药后便秘、转氨酶升高。硫糖铝可与胃蛋白酶直接络合或结合,使酶失去活性而发挥作用,宜餐前 30 分钟及睡前服,偶见口干、便秘、恶心等不良反应。前列腺素 E₁ 抑制胃酸分泌,保护黏膜屏障,主要用于非甾体抗炎药合用者,最常见不良反应是腹泻和腹痛,孕妇忌用。

6.质子泵抑制剂

奥美拉唑直接抑制质子泵,有强烈的抑酸能力,疗效明显起效快,不良反应少而轻,无严重不良反应。

(六)急性大量出血的护理

1.急诊处理

首先按医嘱插入鼻胃管,建立静脉通道,输液开始宜快,可选用等渗盐水、林格液、右旋糖苷或其他血浆代用品,一般不用高渗溶液。观察意识、血压、脉搏、体温、面色、鼻胃管引出胃液量和颜色、皮肤(干、湿、温度)、肠鸣、上腹压痛、液体出入量。

2.重症监护

急诊处理后,患者应予重症监护。除密切观察生命体征和出血情况外,应抽血查血红蛋白、血球压积(出血4～6小时后才开始变化)、血型和交叉反应、凝血酶原时间、部分凝血酶原时间或激活部分凝血酶原时间、血钠(开始代偿性升高,补液后降低)、血钾(大量呕吐后降低。多次输液后可增高)、尿素氮(急性出血后24～48小时内升高,一般丢失1 000 mL血,尿素氮升高为正常值的2～5倍)、肌酐(肾灌注不足致肌酐升高)。向患者介绍为了确诊可能须做的钡餐、纤维胃镜、胃液分析等检查的过程,使患者受检时更好地合作。告知患者检查时体位、术前服镇静药可能会产生昏睡感,喉部喷局麻药会引起不适。及时了解胃镜检查结果,如无严重再出血应拔除鼻胃管以减少机械刺激。在恶心反射出现前,仍予禁食。

3.再出血

首先观察鼻胃管引出血量、颜色、患者生命体征。再次确定鼻胃管位置是否正确、引流瓶处于低位持续吸引、压力为10.7 kPa(80 mmHg)。如明确再次出血,安慰患者不必紧张,使患者相信医护人员是可以很好地处理再次出血。

4.胃管灌注

为使血管收缩,减少黏膜血流量,达到一过性止血效果,常经胃管灌注冰生理盐水或冷开水。灌注时抬高头位30°～45°,关闭吸引管。灌注时应加快滴注速度,观察血压、体温、脉搏、寒战。发生寒战可多盖被,给患者解释不必紧张。注意寒战易诱发心律失常。灌注后注意有无输液过多的症状(呼吸困难)和体征(脉搏快,颈静脉怒张,肺部捻发音)。

(七)急性穿孔的护理

任何消化性溃疡均可发生穿孔,穿孔前常无明显诱因,有些可能由服肾上腺皮质激素、阿司匹林、饮酒和过度劳累诱发。上腹部难以忍受的剧痛及恶心呕吐,常是穿孔引起腹膜炎的症状。患者两腿卷曲,腹肌强直伴反跳痛,甚至出现面色苍白、出冷汗、脉搏细速、血压下降、休克。一般在穿孔后 6 小时内及时治疗,疗效较佳,若不及时抢救可危及生命。一经确诊,患者就应绝对卧床休息,禁食并留置胃管抽吸胃内容物进行胃肠减压。补液、应用抗生素控制腹腔感染。密切观察生命体征,及时发现和纠正休克,迅速做好各种术前准备。

(八)幽门梗阻的护理

功能性或器质性幽门梗阻的早期处理基本相同,包括:①纠正体液和电解质紊乱,严格正确记录每天液体出入量,抽血测定血清钾、钠、氯及血气分析,了解电解质及酸碱失衡情况,及时补充液体和电解质。②胃肠减压。幽门梗阻者每天清晨和睡前用 3‰ 盐水或苏打水洗胃,保留 1 小时后排出。必要时行胃肠减压,连续 72 小时吸引胃内容物,可解除胃扩张和恢复胃张力,抽出胃液也可减轻溃疡周围的炎症和水肿。若对梗阻的性质不明,应做上消化道内镜或钡餐检查,同时也可估计治疗效果。病情好转给流质饮食,每晚餐后 4 小时洗胃 1 次,测胃内潴留量,准确记录颜色、气味、性质。临床操作过程中常遇胃管不畅的情况,通常原因是胃管扭曲在口腔或咽部;胃管置入深度不够;胃管置入过深至幽门部或十二指肠内;胃管侧孔紧贴胃壁;食物残渣或凝血块阻塞。有报道,胃肠减压过程中发生少见的并发症,如下胃管困难致环杓关节脱位,减压器故障大量气体入胃致腹膜炎,蛔虫堵塞致无效减压,胃管结扎致拔管困难等。③能进流质时,同时服用抗酸剂、西咪替丁等药物治疗。禁用抗胆碱能药物。

对并发症观察经处理后病情是否好转,若未见改善,做好手术准备,考虑外科手术。

第二节　急性胰腺炎

急性胰腺炎是常见的急腹症之一,为胰酶对胰脏本身自身消化所引起的化学性炎症。胰腺病变轻重不等,轻者以水肿为主,临床经过属自限性,一次发作数天后即可完全恢复,少数呈复发性急性胰腺炎;重者胰腺出血坏死,易并发休克、胰假性囊肿和脓肿等,死亡率高达 25%～40%。

关于急性胰腺炎的发生率,目前尚无精确统计。国内报告急性胰腺炎患者占住院患者的0.32%～2.04%。本病患者一般女多于男,患者的平均年龄50～60岁。职业以工人多见。

一、病因及发病机制

胰腺是一个其有内、外分泌功能的实质性器官,胰腺的腺泡分泌胰液(外分泌),对食物的消化起重要作用;而散在地分布在胰腺内的胰岛,其功能细胞主要分泌胰岛素和胰高糖素(内分泌)。正常情况下,当胰液中无活力的胰蛋白酶原等进入十二指肠时,在碱性环境中被胆汁和十二指肠液中的肠激酶激活,成为具有消化能力的胰蛋白酶。在胆总管、胰管、壶腹部炎症、梗阻等病理情况下,多种胰酶在胰腺内被激活,并大量溢出管壁及腺泡壁外,导致胰腺自身消化,引起水肿、出血、坏死等,而产生急性胰腺炎。

引起急性胰腺炎的病因甚多。常见病因为胆道疾病、酗酒。急性胰腺炎的各种致病相关因素(表 4-2)。

表 4-2　急性胰腺炎致病相关因素

致病因素	病因
梗阻因素	①胆管结石。②乏特氏壶腹或胰腺肿瘤。③寄生虫或肿瘤使乳头阻塞。④胰腺分离现象并伴副胰管梗阻。⑤胆总管囊肿。⑥壶腹周围的十二指肠憩室。⑦奥狄氏括约肌压力增高。⑧十二指肠襻梗阻
毒素	①乙醇。②甲醇。③蝎毒。④有机磷杀虫剂
药物	①肯定有关(有重要试验报告)硫唑嘌呤/6-巯基嘌呤、丙戊酸、雌激素、四环素、甲硝唑、呋喃妥因、呋塞米、磺胺、甲基多巴、阿糖胞苷、西咪替丁。②不一定有关(无重要试验报告)噻嗪利尿剂、依他尼酸、苯乙双胍、普鲁卡因胺、氯噻酮、L-门冬酰胺酶、对乙酰氨基酚
代谢因素	①高甘油三酯血症。②高钙血症
外伤因素	①创伤-腹部钝性伤。②医源性——手术后、内镜下括约肌切开术、奥狄氏括约肌测压术
感染因素	①寄生虫——蛔虫、华支睾吸虫。②病毒——流行性腮腺炎、甲型肝炎、乙型肝炎、柯萨奇 B 病毒、EB 病毒。③细菌——支原体、空肠弯曲菌
血管因素	①局部缺血——低灌性(如心脏手术)。②动脉粥样硬化性栓子。③血管炎——系统性红斑狼疮、结节性多发性动脉炎、恶性高血压
其他因素	①穿透性消化性溃疡。②十二指肠克罗恩病。③妊娠有关因素。④儿科有关因素:Reye's 综合征、囊性纤维化特发性

(一)梗阻因素

胆石症常是老年人急性胰腺炎首次发作的原因,老年女性特别常见。一般认为是在胆石一过性阻塞胰管开口处或紧邻此开口处的胆总管时发生。如在胆石性胰腺炎发作后立即仔细收集和检查粪便,常常可以找到胆结石。胆石症引起胰腺炎的机制尚不清楚。可能是乏特氏壶腹被胆石阻塞,引起胆汁反流入胰管,损伤胰腺实质。也有认为是胰管一过性梗阻而无胆汁反流。

有人认为副乳头的先天畸形和狭窄必然引起胰腺炎。奥狄氏括约肌压力增高是急性胰腺炎反复发作的原因之一,据此内镜下括约肌切开术治疗已获得良好效果。胰小管或壶腹周围的小肿瘤也能引起胰腺炎。

(二)毒素和药物因素

乙醇、甲醇、蝎毒和有机磷杀虫剂等均可引起急性胰腺炎。

药物诱发的胰腺炎通常与对药物的超敏有关而与剂量无关。其特点是在接触药物的第一个月内发生,通常病情轻且有自限性。与成人胰腺炎发病有关的药物最常见的是硫唑嘌呤及其类似物 6-巯基嘌呤。应用这类药物的个体中有 3%～5%发生胰腺炎,引起儿童胰腺炎最常见的药物是丙戊酸。

(三)代谢因素

甘油三酯水平超过 11.3 mmol/L 时,易发中至重度的急性胰腺炎。如其水平降至5.6 mmol/L以下,反复发作次数可明显减少。各种原因引起的高钙血症亦易发生急性胰腺炎。

(四)外伤因素

胰腺的创伤或手术都可引起胰腺炎。内窥镜逆行胰胆管造影所致创伤也可引起胰腺炎,发生率为 1%～5%。

(五)先天性因素

胰腺炎的易感性呈常染色体显性遗传。临床特点是儿童或青年期起病,逐渐演变成慢性胰腺炎和胰功能不全。胰腺结石可显著。少数家族还合并有氨基酸尿症。

(六)感染因素

血管功能不全(低容量灌注,动脉粥样硬化)和血管炎可能因减少胰腺血流而引起或加重胰腺炎。

二、临床表现

急性胰腺炎的临床表现和病程,取决于其病因、病理类型和治疗是否及时。水肿型胰腺炎一般3～5天内症状即可消失,但常有反复发作。如症状持续一周以上,应警惕已演变为出血坏死型胰腺炎。出血坏死型胰腺炎亦可在一开始时即发生,呈暴发性经过。

(一)腹痛

腹痛为本病最主要表现,约见于 95% 的急性胰腺炎患者,多数突然发作,常在饱餐和饮酒后发生。轻重不一,轻者上腹钝痛,患者常能忍受,重者呈腹绞痛、钻痛或刀割痛。疼痛常呈持续性伴阵发性加剧。疼痛的部位可因病变的部位不同而异,通常在上中腹部。如炎症以胰头部为主,疼痛常在右上腹及中上腹部;如炎症以胰体、尾部为主,常为中上腹及左上腹疼痛,并向腰背放射。疼痛在弯腰或起坐前倾时可减轻。病情轻者腹痛 3～5 天缓解;出血坏死型的病情发展较快,腹痛延续较长。由于渗出液扩散至腹腔,腹痛可弥漫至全腹。极少数患者尤其年老体弱者可无腹痛或极轻微痛。

腹肌常紧张,并可有反跳痛。但不像消化道穿孔时表现的肌强硬,如检查者将手紧贴于患者腹部,仍可能按压下去。有时按压腹部反可使腹痛减轻。腹痛发生的原因是胰管扩张;胰腺炎症、水肿;渗出物、出血或胰酶消化产物进入后腹膜腔,刺激腹腔神经丛;化学性腹膜炎;胆管和十二指肠痉挛及梗阻。

(二)恶心、呕吐

84% 的患者有频繁恶心和呕吐,常在进食后发生。呕吐物多为胃内容物,重者含胆汁甚至血样物。呕吐是机体对腹痛或胰腺炎症刺激的一种防御性反射。呕吐后,进入十二指肠的胃酸减少,从而减少胰泌素及缩胆素的释放,减少了胰液胰酶的分泌。

(三)发热

大多数患者有中度以上发热,少数可超过 39 ℃,一般持续 3～5 天。发热由胰腺炎症或坏死产物进入血循环,作用于中枢神经系统体温调节中枢所致。多数发热患者中找不到感染的证据,但如果高热不退强烈提示合并感染或并发胰腺脓肿。

(四)黄疸

黄疸可于发病后 1～2 天出现,常为暂时性阻塞性黄疸。黄疸的发生主要由于肿大的胰头部压迫了胆总管所致。合并存在的胆道病变如胆石症和胆道炎症亦是黄疸的常见原因。少数患者后期可因并发肝损害而引起肝细胞性黄疸。

(五)低血压及休克

出血坏死型胰腺炎常发生低血压和休克。患者烦躁不安,皮肤苍白、湿冷、呈花斑状,脉细弱,血压下降,少数可在发病后短期内猝死。发生休克的机制主要有以下几点。

(1)胰血管舒缓素原释放,被胰蛋白酶激活后致血浆中缓激肽生成增多。缓激肽可引起血管扩张、毛细血管通透性增加,使血压下降。

(2)血液和血浆渗出到腹腔或后腹膜腔,引起血容量不足,这种体液丧失量可达血容量的 30%。

(3)腹膜炎时大量体液流入腹腔或积聚于麻痹的肠腔内。

(4)呕吐丢失体液和电解质。

(5)坏死的胰腺释放心肌抑制因子使心肌收缩不良。

(6)少数患者并发肺栓塞、胃肠道出血。

(六)肠麻痹

肠麻痹是重型或出血坏死型胰腺炎的主要表现。初期,邻近胰腺的上腹部可见扩张的充气肠襻,后期则整个肠道均发生肠麻痹性梗阻。临床上以高度腹胀、肠鸣音消失为主要表现。肠麻痹可能是肠管对腹膜炎的一种反应。另外,炎症的直接作用、血管和循环的异常、低钠和低钾血症、肠壁神经丛的损害也是肠麻痹发生的重要促发因素。

(七)腹水

胰腺炎时常有少量腹水,由胰腺和腹膜在炎症过程中液体渗出或漏出所致。淋巴管受阻塞或不畅可能也起作用。偶尔出现大量的顽固性腹水,多由于假性囊肿中液体外漏引起。胰性腹水中淀粉酶含量甚高,以此可以与其他原因的腹水区别。

(八)胸膜炎

胸膜炎常见于严重病例,系腹腔内炎性渗出透过横膈微孔进入胸腔所引起的炎性反应。

(九)电解质紊乱

胰腺炎时,机体处于代谢紊乱状态,可以发生电解质平衡失调,血清钠、镁、钾常降低。特别是血钙降低,约见于 25% 的患者,常 <2.25 mmol/L(9 mg/dL),如<1.75 mmol/L(7 mg/dL)提示预后不良。血钙下降的原因是大量钙沉积于脂肪坏死区,同时胰高糖素分泌增加刺激,降钙素分泌,抑制了肾小管对钙的重吸收。

(十)皮下淤血斑

出血坏死型胰腺炎,因血性渗出物透过腹膜后渗入皮下,可在肋腹部形成蓝绿-棕色血斑,称为 Grey-Turner 征;如在脐周围出现蓝色斑,称为 Cullen 征。此两种征象无早期诊断价值,但有确诊意义。

三、并发症

急性水肿型胰腺炎很少有并发症发生,而急性出血坏死型则常出现多种并发症。

(一)局部并发症

1.胰脓肿形成

出血坏死型胰腺炎起病 2～3 周以后,如继发细菌感染,于胰腺内及其周围可有脓肿形成。检查局部有包块和全身感染中毒症状。

2.胰假性囊肿

胰假性囊肿是由胰液和坏死组织在胰腺本身或其周围被包裹而成。常发生于出血坏死型胰腺炎起病后 3～4 周,多位于胰体尾部。囊肿可累及邻近组织,引起相应的压迫症状,如黄疸、门脉高压、肠梗阻、肾盂积水等。囊肿穿破可造成胰源性腹水。

3.胰性腹膜炎

含有活性胰酶的渗出物进入腹腔,可引起化学性腹膜炎。腹腔内出现渗出性腹水。如继发感染,则可引起细菌性腹膜炎。

4.其他

胰局部炎症和纤维素性渗出可累及周围脏器,引起脾周围炎、脾梗阻、脾粘连、结肠粘连(常见为脾曲综合征)、小肠坏死出血及肾周围炎。

(二)全身并发症

1.败血症

败血症常见于胰腺炎并发胰腺脓肿时,死亡率甚高。病原体大多数为革兰阴性杆菌,如大肠埃希菌、产碱杆菌、产气杆菌、铜绿假单胞菌等。患者表现为持续高热、白细胞计数升高,以及明显的全身毒性症状。

2.呼吸功能不全

因腹胀、腹痛,患者的膈运动受限,加之磷脂酶 A 和在该酶作用下生成的溶血卵磷脂对肺泡的损害,可发生肺炎、肺淤血、肺水肿、肺不张和肺梗死,患者出现呼吸困难、血氧饱和度降低,严重者发生急性呼吸窘迫综合征。

3.心律失常和心功能不全

因有效血容量减少和心肌抑制因子的释放,导致心肌缺血和损害,临床上表现为心律失常和急性心衰。

4.急性肾衰

出血坏死型胰腺炎晚期,可因休克、严重感染、电解质紊乱和弥散性血管内凝血而发生急性肾衰。

5.胰性脑病

出血坏死型胰腺炎时,大量活性蛋白水解酶、磷脂酶 A 进入脑内,损伤脑组织和血管,引起中枢神经系统损害综合征,称为胰性脑病。偶可引起脱髓鞘病变。患者可出现谵妄、意识模糊、昏迷、烦躁不安、抑郁、恐惧、妄想、幻觉、语言障碍、共济失调、震颤、反射亢进或消失及偏瘫等。脑电图可见异常。某些患者昏迷由并发糖尿病所致。

6.消化道出血

消化道出血可为上消化道或下消化道出血。上消化道出血主要为胃黏膜炎性糜烂或应激性溃疡,或因脾静脉阻塞引起食道静脉破裂。下消化道出血则由于结肠本身或结肠血管受累所致。近年来发现,胰腺炎时可发生胃肠型微动脉瘤,瘤破裂后可引起大出血。

7.糖尿病

于 5%～35% 的患者在病程中出现糖尿病,常见于暴发性坏死型胰腺炎患者,由 β 细胞遭到破坏,胰岛素分泌下降;α 细胞受刺激,胰高糖素分泌增加所致。严重的患者可发生糖尿病酮症酸中毒和糖尿病昏迷。

8.慢性胰腺炎

重症胰腺炎病例可因胰腺泡大量破坏而并发胰外分泌功能不全,演变成慢性胰腺炎。

9.猝死

猝死见于极少数病例,由胰腺-心脏性反应所致。

四、检查

实验室检查对胰腺炎的诊断具有决定性意义,一般对水肿型胰腺炎,检测血清淀粉酶和尿淀粉酶已足够,对出血坏死型胰腺炎,则须检查更多项目。

(一)淀粉酶测定

血清淀粉酶常于起病后 2～6 小时开始上升,12～24 小时达高峰。一般大于 500 U。轻者24～72 小时即可恢复正常,最迟 3～5 天。如血清淀粉酶持续增高达 1 周以上,常提示有胰管阻塞或假性囊肿等并发症。病情严重度与淀粉酶升高程度之间并不一致,出血坏死型胰腺炎,因胰腺泡广泛破坏,血清淀粉酶值可正常甚至低于正常。若无肾功能不良,则尿淀粉酶常明显增高,一般在血清淀粉酶增高后2 小时开始增高,维持时间较长,在血清淀粉酶恢复正常后仍可增高。尿淀粉酶下降缓慢,为时可达1～2 周,故适用于起病后较晚入院的患者。

胰淀粉酶分子量约 55 000 D,易通过肾小球。急性胰腺炎时胰腺释放胰血管舒缓素,体内产生大量激肽类物质,引起肾小球通透性增加,肾脏对胰淀粉酶清除率增加,而对肌酐清除率无改变。故淀粉酶,肌酐清除率比率(Cam/Ccr)测定可提高急性胰腺炎的诊断特异性。正常人 Cam/Ccr 为 1.5%～5.5%。平均为(3.1±1.1)%,急性胰腺炎为(9.8±1.1)%,胆总管结石时为(3.2±0.3)%。Cam/Ccr>5.5%即可诊断急性胰腺炎。

(二)血清胰蛋白酶测定

应用放射免疫法测定,正常人及非胰病患者平均为 400 ng/mL。急性胰腺炎时增高 10～40 倍。因胰蛋白酶仅来自胰腺,故具特异性。

(三)血清脂肪酶测定

血清脂肪酶正常范围为 0.2～1.5 U。急性胰腺炎时脂肪酶血中活性升高,常>1.7 U。该酶在病程中升高较晚,且持续时间较长,达 7～10 天。在淀粉酶恢复正常时,脂肪酶仍升高,故对起病后就诊较晚的急性胰腺炎病例有诊断价值。特别有助于与腮腺炎加以鉴别,后者无脂肪酶升高。

(四)血清正铁白蛋白(MHA)测定

腹腔内出血后,红细胞破坏释放的血红蛋白经脂肪酸和弹性蛋门酶作用,转变为正铁血红蛋白。正铁血红蛋白与白蛋白结合形成 MHA。出血坏死型胰腺炎起病 12 小时后血中 MHA 即出现,而水肿型胰腺炎呈阴性,故可作该两型胰腺炎的鉴别。

(五)血清电解质测定

急性胰腺炎时血钙通常≥2.12 mmol/L。血钙<1.75 mmol/L,仅见于重症胰腺炎患者。低钙血症可持续至临床恢复后 4 周。如胰腺炎由高钙血症引起,则出现血钙升高。对任何胰腺炎发作期血钙正常的患者,在恢复期均应检查有无高钙血症存在。

(六)其他

测定 α_2 巨球蛋白、α_1 抗胰蛋白酶、磷脂酶 A_2、C 反应蛋白、胰蛋白酶原激活肽及粒细胞弹性蛋白酶等均有助于鉴别轻、重型急性胰腺炎,并能帮助病情判断。

五、护理

(一)休息

发作期绝对卧床休息,或取屈膝侧卧位等舒适体位,避免衣服过紧、剧痛而辗转不安者要防止坠床,保证睡眠,保持安静。

(二)输液

急性出血坏死型胰腺炎的抗休克和纠正酸碱平衡紊乱自入院始贯穿于整个病程中,护理上须经常、准确记录 24 小时液体出入量,依据病情灵活调节补液速度,保证液体在规定的时间内输完,每天尿量应>500 mL。必要时建立两条静脉通道。

(三)饮食

饮食治疗是综合治疗中的重要环节。近来临床中发现,少数胰腺炎患者往往在有效的治疗后,因饮食不当而加重病情,甚至危及生命。采用分期饮食新法则取得较满意效果。胰腺炎的分期饮食分为禁食、胰腺炎Ⅰ号、胰腺炎Ⅱ号、胰腺炎Ⅲ号、低脂饮食五期。

1.禁食

绝对禁食可使胰腺安静休息,胰腺分泌减少至最低限度。患者须限制饮水,口渴者可含漱或湿润口唇。此期患者须静脉补充足够液体及电解质。禁食适用于胰腺炎的急性期,一般患者2～3 天,重症患者5～7 天。

2.胰腺炎Ⅰ号饮食

该饮食内不含脂肪和蛋白质。主要食物有米汤、果子水、藕粉、每天 6 餐,每次约 100 mL,每天热量约为 1.4 kJ,用于病情好转初期的试餐阶段。此期仍需给患者补充足够液体及电解质。Ⅰ号饮食适用于急性胰腺炎患者的康复初期,一般在病后 5～7 天。

3.胰腺炎Ⅱ号饮食

该饮食内含少量蛋白质,但不含脂肪。主要食物有小豆汤、果子水、藕粉、龙须面和少量鸡蛋清,每天 6 餐,每次约 200 mL,每天热量约为 1.84 kJ。此期可给患者补充少量液体及电解质。Ⅱ号饮食适用于急性胰腺炎患者的康复中期(病后 8～10 天)及慢性胰腺炎患者。

4.胰腺炎Ⅲ号饮食

该饮食内含有蛋白质和极少量脂类。主要食物有米粥、小豆汤、龙须面、菜末、鸡蛋清和豆油(5～10 g/d),每天 5 餐,每次约 400 mL,总热量约为 4.5 kJ。Ⅲ号饮食适用于急、慢性胰腺炎患者康复后期,一般在病后 15 天左右。

5.低脂饮食

该饮食内含有蛋白质和少量脂肪(约 30 g),每天 4～5 餐,用于基本痊愈患者。

(四)营养

急性胰腺炎时,机体处于高分解代谢状态,代谢率可高于正常水平的20％～25％,同时由于感染使大量血浆渗出。因此如无合理的营养支持,必将使患者的营养状况进一步恶化,降低机体抵抗力、延缓康复。

1.全胃肠外营养(TPN)支持的护理

急性胰腺炎特别是急性出血坏死型胰腺炎患者的营养任务主要由 TPN 来承担。TPN 具有使消化道休息、减少胰腺分泌、减轻疼痛、补充体内营养不良、刺激免疫机制、促进胰外漏自发愈合等优点。近来更有代谢调理学说认为通过营养支持供给机体所需的能源和氮源,同时使用药物或生物制剂调理体内代谢反应,可降低分解代谢,共同达到减少机体蛋白质的分解,保存器官结构和功能的目的。应用 TPN 时须严密监护,最初数天每 6 小时检查血糖、尿糖,每 1～2 天检测血钾、钠、氯、钙、磷;定期检测肝、肾功能;准确记录 24 小时液体出入量;经常巡视,保持输液速度恒定,不突然更换无糖溶液;每天或隔天检查导管、消毒插管处皮肤、更换无菌敷料,防止发生感染。一旦发生感染要立即拔管,尖端部分常规送细菌培养。TPN 支持一般经过 2 周左右的时间,逐渐过渡到肠道营养(EN)支持。

2.EN 支持的护理

EN 即从空肠造口管中滴入要素饮食,混合奶、鱼汤、菜汤、果汁等多种营养。EN 护理要求如下。

(1)应用不能过早,一定待胃肠功能恢复、肛门排气后使用。

(2)EN 开始前 3 天,每 6 小时监测尿糖 1 次,每天监测血糖、电解质、酸碱度、血红蛋白、肝功能,病情稳定后改为每周 2 次。

(3)营养液浓度从 5％开始渐增加到 25％,多以 20％以下的浓度为宜。现配现用,4 ℃以下保存。

(4)营养液滴速由慢到快,从 40 mL/h(15~20 滴/分)逐渐增加到 100~120 mL/h。由于小肠有规律性蠕动,当蠕动波近造瘘管时可使局部压力增高,甚至发生滴入液体逆流,因此在滴入过程中要随时调节滴速。

(5)滴入空肠的溶液温度要恒定在 40 ℃左右,因肠管对温度非常敏感,故须将滴入管用温水槽或热水袋加温,如果应用不当很容易发生腹胀、恶心、呕吐、腹痛、腹泻等症状。

(6)灌注时取半卧位,滴注时床头升高 45°,注意电解质补充,不足的部分可用温盐水代替。

3.口服饮食的护理

经过 3~4 周的 EN 支持,此时患者进入恢复阶段,食欲增加。护理上要指导患者订好食谱,少吃多餐,食物要多样化,告诫患者切不可暴饮暴食增加胰腺负担,防止再次诱发急性胰腺炎。

(五)胃肠减压

抽吸胃内容和胃内气体可减少胰腺分泌,防止呕吐。虽本疗法对轻~中度急性胰腺炎无明显疗效,但对并发麻痹性肠梗阻的严重患者,胃肠减压是不可缺少的治疗措施。减压同时可向胃管内间歇注入氢氧化铝凝胶等碱性药物中和胃酸,间接抑制胰腺分泌。腹痛基本缓解后即可停止胃肠减压。

(六)药物治疗的护理

1.镇痛解痉

予阿托品、654-2、普鲁苯辛、可待因、水杨酸、异丙嗪、哌替啶等及时对症处理减轻患者痛苦。据报道,静脉滴注硫酸镁有一定镇痛效果。禁单用吗啡止痛,因其可引起奥狄括约肌痉挛加重疼痛。抗胆碱能药亦不宜长期使用。

2.预防感染

轻症急性水肿型胰腺炎通常无须使用抗生素。出血坏死型易并发感染,应使用足量有效抗生素。处理时应按医嘱正确使用抗生素,合理安排输注顺序,保证体内有效浓度,保持患者体表清洁,尤其应注意口腔及会阴部清洁,出汗多时应尽快擦干并及时更换衣、裤等。

3.抑制胰腺分泌

抗胆碱能药物、制酸剂、H_2 受体拮抗剂、胰岛素与胰高糖素联合应用、生长抑素、降钙素、缩胆囊素受体拮抗剂(丙谷胺)等均有抑制胰腺分泌作用。使用时,注意抗胆碱能药不能用于有肠麻痹者及老年人,H_2 受体拮抗剂可有皮肤过敏。

4.抗胰酶药物

早期应用抗胰酶药物可防止向重型转化和缩短病程。常用药有 FOY、Micaclid、胞磷胆碱、6-氨基己酸等。使用前二者时应控制速度,药液不可溢出血管外,注意测血压,观察有无皮疹发生。对有精神障碍者慎用胞磷胆碱。

5.胰酶替代治疗

慢性胰功能不全者须长期用胰浸膏,每餐前服用效佳。注意观察少数患者可出现过敏和叶酸水平下降。

(七)心理护理

对急性发作患者应予以充分的安慰,帮助患者减轻或去除疼痛加重的因素。由于疼痛持续时间长,患者常有不安和郁闷而主诉增多,护理时应以耐心的态度对待患者的痛苦和不安情绪,耐心听取其诉说,尽量理解其心理状态。采用松弛疗法、皮肤刺激疗法等方法减轻疼痛。对禁食等各项治疗处理方法及重要意义向患者充分解释,关心、支持和照顾患者,使其情绪稳定、配合治疗,促进病情好转。

第三节　慢性胰腺炎

慢性胰腺炎是一种伴有胰实质进行性毁损的慢性炎症,我国以胆石症为常见原因,国外则以慢性乙醇中毒为主要病因。慢性胰腺炎可伴急性发作,称为慢性复发性胰腺炎。由于本病临床表现缺乏特异性,可为腹痛、腹泻、消瘦、黄疸、腹部肿块、糖尿病等,易被误诊为消化性溃疡、慢性胃炎、胆管疾病、肠炎、消化不良、胃肠神经官能症等。本病虽发病率不高,但近年来有逐步增高的趋势。

一、病因

慢性胰腺炎的发病因素与急性胰腺炎相似,主要有胆管系统疾病、乙醇、腹部外伤、代谢和内分泌障碍、营养不良、高钙血症、高脂血症、血管病变、血色病、先天性遗传性疾病、肝脏疾病及免疫功能异常等。

二、临床表现

慢性胰腺炎的症状繁多且无特异性。典型病例可出现五联症,即上腹疼痛、胰腺钙化、胰腺假性囊肿、糖尿病及脂肪泻。但是同时具备上述五联症的患者较少,临床上常以某一或某些症状为主要特征。

(一)腹痛

腹痛为最常见症状,见于 60%～100% 的患者,疼痛常剧烈,并持续较长时间。一般呈钻痛或钝痛,绞痛少见。多局限于上腹部,放射至季肋下,半数以上病例放射至背部。疼痛发作的频度和持续时间不一,一般随着病变的进展,疼痛期逐渐延长,间歇期逐渐变短,最后整天腹痛。在无痛期,常有轻度上腹部持续隐痛或不适。

痛时患者取坐位,膝屈曲,压迫腹部可使疼痛部分缓解,躺下或进食则加重(这种体位称为胰体位)。

(二)体重减轻

体重减轻是慢性胰腺炎常见的表现,见于 3/4 以上的患者。主要由于患者担心进食后疼痛而减少进食所致。少数患者因胰功能不全、消化吸收不良或糖尿病而有严重消瘦,经过补充营养及助消化剂后,体重减轻往往可暂时好转。

(三)食欲减退

食欲减退常有食欲欠佳,特别是厌油类或肉食。有时食后腹胀、恶心和呕吐。

(四)吸收不良

吸收不良表现疾病后期,胰脏丧失 90% 以上的分泌能力,可引起脂肪泻。患者有腹泻,大便量多、带油滴、恶臭。由于脂肪吸收不良,临床上也可出现脂溶性维生素缺乏症状。碳水化合物的消化吸收一般不受影响。

(五)黄疸

少数病例可出现明显黄疸(血清胆红素高达 20 mg/dL),由胰腺纤维化压迫胆总管所致,但更常见假性囊肿或肿瘤的压迫所致。

(六)糖尿病症状

约 2/3 的慢性胰腺炎患者有葡萄糖耐量降低,半数有显性糖尿病,常出现于反复发作腹痛持续几年以后。当糖尿病出现时,一般均有某种程度的吸收不良存在。糖尿病症状一般较轻,易用胰岛素控制。偶可发生低血糖、糖尿病酸中毒、微血管病变和肾病变。

(七)其他

少数病例腹部可扪及包块,易误诊为胰腺肿瘤。个别患者呈抑郁状态或有幻觉、定向力障碍等。

三、并发症

慢性胰腺炎的并发症甚多,一些与胰腺炎有直接关系,另一些则可能是病因(如乙醇)作用的后果。

(一)假性囊肿

假性囊肿见于 9%～48% 的慢性胰腺炎患者,多数为单个囊肿。囊肿大小不一,表现多样。假性囊肿内胰液泄漏至腹腔,可引起胰性无痛性腹水,呈隐匿起病,腹水量甚大,内含高活性淀粉酶。

巨大假性囊肿,压迫胃肠道,可引起幽门或十二指肠近端狭窄,甚至压迫十二指肠空肠交接处和横结肠,引起不全性或完全性梗阻。假性囊肿破入邻近脏器可引起内瘘。囊肿内胰酶腐蚀囊肿壁内小血管可引起囊肿内出血,如腐蚀邻近大血管,可引起消化道出血或腹腔内出血。

(二)胆管梗阻

8%～55% 的慢性胰腺炎患者发生胆总管的胰内段梗阻,临床上有无黄疸不定。有黄疸者中罕有须手术治疗者。

(三)其他

酒精性慢性胰腺炎可合并存在酒精性肝硬化。慢性胰腺炎患者好发口腔、咽、肺、胃和结肠癌肿。

四、实验室检查

(一)血清和尿淀粉酶测定

慢性胰腺炎急性发作时血尿淀粉酶浓度和 Cam/Ccr 比值可一过性地增高。随着病变的进展和较多的胰实质毁损,在急性炎症发作时可不合并淀粉酶升高。测定血清胰型淀粉酶同工酶(Pam)可作为反映慢性胰腺炎时胰功能不全的试验。

(二)葡萄糖耐量试验

葡萄糖耐量试验可出现糖尿病曲线。有报告慢性胰腺炎患者中 78.7% 试验阳性。

(三)胰腺外分泌功能试验

在慢性胰腺炎时有80%～90%的患者胰外分泌功能异常。

(四)吸收功能试验

最简便的是做粪便脂肪和肌纤维检查。

(五)血清转铁蛋白放射免疫测定

慢性胰腺炎血清转铁蛋白明显增高,特别对乙醇性钙化性胰腺炎有特异价值。

五、护理

(一)体位

协助患者卧床休息,选择舒适的卧位。有腹膜炎者宜取半卧位,利于引流和使炎症局限。

(二)饮食

脂肪对胰腺分泌具有强烈的刺激作用并可使腹痛加剧。因此,一般以适量的优质蛋白、丰富的维生素、低脂无刺激性半流质或软饭为宜,如米粥、藕粉、脱脂奶粉、新鲜蔬菜及水果等。每天脂肪供给量应控制在20～30 g,避免粗糙、干硬、胀气及刺激性食物或调味品。少食多餐、禁止饮酒。对伴糖尿病患者,应按糖尿病饮食进餐。

(三)疼痛护理

绝对禁酒、避免进食大量肉类饮食、服用大剂量胰酶制剂等均可使胰液与胰酶的分泌减少,缓解疼痛。护理中应注意观察疼痛的性质、部位、程度及持续时间,有无腹膜刺激征。协助取舒适卧位以减轻疼痛。适当应用非麻醉性镇痛剂,如阿司匹林、吲哚美辛、布洛芬、对乙酰氨基酚等非甾体抗炎药。对腹痛严重,确实影响生活质量者,可酌情使用麻醉性镇痛剂,但应避免长期使用,以免导致患者对药物产生依赖性。给药20～30分钟后须评估并记录镇痛药物的效果及不良反应。

(四)维持营养需要量

蛋白-热量营养不良在慢性胰腺炎患者是非常普遍的。进餐前30分钟为患者镇痛,以防止餐后腹痛加剧,使患者惧怕进食。进餐时胰酶制剂同食物一起服用,可以保证酶和食物适当混合,取得满意效果。同时,根据医嘱及时给予静脉补液,保证热量供给,维持水、电解质、酸碱平衡。严重的慢性胰腺炎患者和中至重度营养不良者,在准备手术阶段应考虑提供肠外或肠内营养支持。护理上须加强肠内、外营养液的输注护理,防止并发症。

(五)心理护理

因病程迁延,反复疼痛、腹泻等症状,患者常有消极悲观的情绪反应,对手术及预后的担心常引起焦虑和恐惧。护理上应关心患者,采用同情、安慰、鼓励法与患者沟通,稳定患者情绪,讲解疾病知识,帮助患者树立战胜疾病的信心。

第四节 肝 硬 化

肝硬化是一种由不同病因引起的慢性进行性弥漫性肝病。病理特点为广泛的肝细胞变性坏死、再生结节形成、结缔组织增生,致使正常肝小叶结构破坏和假小叶形成。临床可有多系统受累,主要表现为肝功能损害和门静脉高压,晚期出现消化道出血、肝性脑病、感染等严重并发症。在我国,肝硬化是常见疾病和主要死因之一。本病占内科总住院人数的 4.3%～14.2%。

一、病因与发病机制

(一)病毒性肝炎

病毒性肝炎主要为乙型病毒性肝炎,其次为丙型肝炎,或乙型加丁型重叠感染,甲型和戊型一般不发展为肝硬化。

(二)日本血吸虫病

我国长江流域血吸虫病流行区多见。反复或长期感染血吸虫病者,虫卵及其毒性产物在肝脏汇管区刺激结缔组织增生,导致肝纤维化和门脉高压,称为血吸虫病性肝纤维化。

(三)乙醇中毒

长期大量饮酒者,乙醇及其中间代谢产物(乙醛)直接引起酒精性肝炎,并发展为肝硬化,酗酒所致的长期营养失调也对肝脏起一定损害作用。

(四)药物或化学毒物

长期服用双醋酚丁、甲基多巴等药物,或长期反复接触磷、砷、四氯化碳等化学毒物,可引起中毒性肝炎,最终演变为肝硬化。

(五)胆汁淤积

持续存在肝外胆管阻塞或肝内胆汁淤积时,高浓度的胆汁酸和胆红素损害肝细胞,导致肝硬化。

(六)循环障碍

慢性充血性心力衰竭、缩窄性心包炎、肝静脉或下腔静脉阻塞等使肝脏长期淤血,肝细胞缺氧、坏死和结缔组织增生,最后发展为肝硬化。

(七)遗传和代谢疾病

由于遗传性或代谢性疾病,某些物质或其代谢产物沉积于肝,造成肝损害,并可致肝硬化,如肝豆状核变性、血色病、半乳糖血症和 α_1-抗胰蛋白酶缺乏症。

(八)营养失调

食物中长期缺乏蛋白质、维生素、胆碱等,以及慢性炎症性肠病,可引起营养不良和吸收不良,降低肝细胞对致病因素的抵抗力,成为肝硬化的直接或间接病因。

此外,部分病例发病原因难以确定,称为隐源性肝硬化,其中部分病例与无黄疸型病毒性肝炎,尤其是丙型肝炎有关。自身免疫性肝炎也可发展为肝硬化。各种病因引起的肝硬化,其病理变化和发展演变过程是基本一致的。特征为广泛肝细胞变性坏死,结节性再生,弥漫性结缔组织增生,假小叶形成。上述病理变化造成肝内血管扭曲、受压、闭塞而致血管床缩小,肝内门静脉、肝静脉和肝动脉小分支之间发生异常吻合而形成短路,导致肝血循环紊乱。这些严重的肝内血循环障碍,是形成门静脉高压的病理基础,且使肝细胞营养障碍加重,促使肝硬化病变进一步发展。

二、临床表现

肝硬化的病程发展通常比较缓慢,可隐伏 3～5 年或更长时间。临床上分为肝功能代偿期和失代偿期。

(一)代偿期

早期症状轻,以乏力、食欲缺乏为主要表现,可伴有恶心、厌油腻、腹胀、上腹隐痛及腹泻等。症状常因劳累或伴发病而出现,经休息或治疗可缓解。患者营养状况一般或消瘦,肝轻度大,质地偏硬,可有轻度压痛,脾轻至中度肿大。肝功能多在正常范围内或轻度异常。

(二)失代偿期

失代偿期主要为肝功能减退和门静脉高压所致的全身多系统症状和体征。

1.肝功能减退

(1)全身症状和体征:一般状况与营养状况均较差,乏力、消瘦、不规则低热、面色灰暗黝黑(肝病面容)、皮肤干枯粗糙、水肿、舌炎、口角炎等。

(2)消化道症状:食欲减退甚至畏食,进食后上腹饱胀不适、恶心、呕吐、稍进油腻肉食易引起腹泻,因腹水和胃肠积气而腹胀不适。肝细胞有进行性或广泛性坏死时可出现黄疸。

(3)出血倾向和贫血:常有鼻出血、牙龈出血、皮肤紫癜和胃肠出血等倾向,由肝合成凝血因子减少、脾功能亢进和毛细血管脆性增加所致。贫血可因缺铁、缺乏叶酸和维生素 B_{12},脾功能亢进等因素引起。

(4)内分泌失调:①雌激素增多、雄激素和糖皮质激素减少,肝对雌激素的灭活功能减退,故体内雌激素增多。雌激素增多时,通过负反馈抑制腺垂体分泌促性腺激素及促肾上腺皮质激素的功能,致雄激素和肾上腺糖皮质激素减少。雌激素与雄激素比例失调,男性患者常有性欲减退、睾丸萎缩、毛发脱落及乳房发育;女性患者可有月经失调、闭经、不孕等。部分患者出现蜘蛛痣,主要分布在面颈部、上胸、肩背和上肢等上腔静脉引流区域;手掌大小鱼际和指端腹侧部位皮肤发红称为肝掌。肾上腺皮质功能减退,表现为面部和其他暴露部位皮肤色素沉着。②醛固酮和抗利尿激素增多、肝功能减退时对醛固酮和抗利尿激素的灭活作用减弱,致体内醛固酮及抗利尿激素增多。醛固酮作用于远端肾小管,使钠重吸收增加;抗利尿激素作用于集合管,使水的重吸收增加。钠、水潴留导致尿少、水肿,并促进腹水形成。

2.门静脉高压

(1)脾大:门静脉高压致脾静脉压力增高,脾淤血而肿大,一般为轻至中度肿大,有时可为巨脾。上消化道大量出血时,脾脏可暂时缩小,待出血停止并补足血容量后,脾脏再度增大。晚期脾大常伴有对血细胞破坏增加,使周围血中白细胞、红细胞和血小板的计数减少,称为脾功能亢进。

(2)侧支循环的建立和开放:正常情况下,门静脉系与腔静脉系之间的交通支很细小,血流量很少。门静脉高压形成后,来自消化器官和脾脏的回心血液流经肝脏受阻,使门腔静脉交通支充盈扩张,血流量增加,建立起侧支循环(图 4-1)。

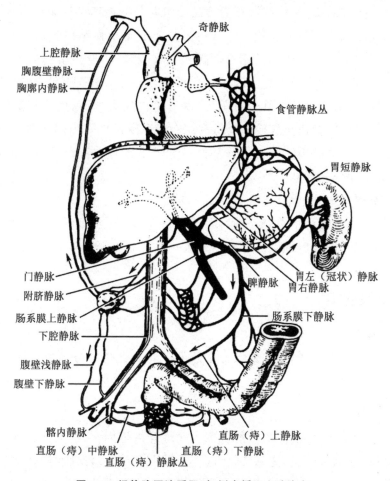

上腔静脉

奇静脉

胸腹壁静脉

胸廓内静脉

食管静脉丛

胃短静脉

门静脉

脾静脉

附脐静脉

胃左(冠状)静脉

胃右静脉

肠系膜上静脉

下腔静脉

肠系膜下静脉

腹壁浅静脉

腹壁下静脉

髂内静脉

直肠(痔)中静脉

直肠(痔)上静脉

直肠(痔)静脉丛

直肠(痔)下静脉

图 4-1　门静脉回流受阻时,侧支循环血流方向

临床上重要的侧支循环:①食管下段和胃底静脉曲张,主要是门静脉系的胃冠状静脉和腔静脉系的食管静脉、奇静脉等沟通开放,常在恶心、呕吐、咳嗽、负重等使腹内压突然升高;或因粗糙食物机械损伤、胃酸反流腐蚀损伤时,导致曲张静脉破裂出血,出现呕血、黑便及休克等表现。②腹壁静脉曲张,由于脐静脉重新开放,与附脐静脉、腹壁静脉等连接,在脐周和腹壁可见迂曲静脉以脐为中心向上及下腹壁延伸。③痔核形成,为门静脉系的直肠上静脉与下腔静脉系的直肠中、下静脉吻合扩张形成,破裂时引起便血。

(3)腹水:是肝硬化肝功能失代偿期最为显著的临床表现。腹水出现前,常有腹胀,以饭后明显。大量腹水时腹部隆起,腹壁绷紧发亮,患者行动困难,可发生脐疝,膈抬高,出现呼吸困难、心悸。部分患者伴有胸腔积液。

腹水形成的因素:①门静脉压力增高使腹腔脏器毛细血管床静水压增高,组织间液回吸收减少而漏入腹腔。②低白蛋白血症是指血浆白蛋白<30 g/L,肝功能减退使白蛋白合成减少及蛋白质摄入和吸收障碍,低白蛋白血症时血浆胶体渗透压降低,血管内液外渗。③肝淋巴液生成过多,肝静脉回流受阻时,肝内淋巴液生成增多,超过胸导管引流能力,淋巴管内压力增高,使大量淋巴液自肝包膜和肝门淋巴管渗出至腹腔。④抗利尿激素及继发性醛固酮增多,引起水、钠重吸收增加。⑤肾脏因素为有效循环血容量不足致肾血流量减少,肾小球滤过率降低,排钠和排尿量减少。

3.肝脏情况

早期肝大,表面尚平滑,质中等硬;晚期肝脏缩小,表面可呈结节状,质地坚硬;一般无压痛,但在肝细胞进行性坏死或并发肝炎和肝周围炎时可有压痛与叩击痛。

三、并发症

(一)上消化道出血

上消化道出血为本病最常见的并发症。由于食管下段或胃底静脉曲张破裂,引起突然大量的呕血和黑便,常引起出血性休克或诱发肝性脑病,死亡率高。

(二)感染

由于患者抵抗力低下、门腔静脉侧支循环开放等因素,增加细菌入侵繁殖机会,易并发感染如肺炎、胆道感染、大肠埃希菌败血症、自发性腹膜炎等。自发性腹膜炎系指无任何邻近组织炎症的情况下发生的腹膜和(或)腹水的细菌性感染。其主要原因是肝硬化时单核-吞噬细胞的噬菌作用减弱,肠道内细菌异常繁殖并经由肠壁进入腹膜腔,以及带菌的淋巴液漏入腹腔引起感染,致病菌多为革兰阴性杆菌。患者可出现发热、腹痛、腹胀、腹膜刺激征、腹水迅速增长或持续不减,少数患者发生中毒性休克。

(三)肝性脑病

肝性脑病是晚期肝硬化的最严重并发症。

(四)原发性肝癌

肝硬化患者短期内出现肝脏迅速增大、持续性肝区疼痛、腹水增多且为血

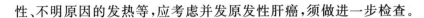

性、不明原因的发热等,应考虑并发原发性肝癌,须做进一步检查。

(五)功能性肾衰竭

功能性肾衰竭又称肝肾综合征,表现为少尿或无尿、氮质血症、稀释性低钠血症和低尿钠,但肾无明显器质性损害。主要由于肾血管收缩和肾内血液重新分布,导致肾皮质血流量和肾小球滤过率下降等因素引起。

(六)电解质和酸碱平衡紊乱

出现腹水和其他并发症后患者电解质紊乱趋于明显,常见的如下。

1.低钠血症

长期低钠饮食致原发性低钠,长期利尿和大量放腹水等致钠丢失,抗利尿激素增多使水潴留超过钠潴留而致稀释性低钠。

2.低钾低氯血症与代谢性碱中毒

进食少、呕吐、腹泻、长期应用利尿剂或高渗葡萄糖液、继发性醛固酮增多等可引起低钾低氯,而低钾低氯血症可致代谢性碱中毒,诱发肝性脑病。

四、护理

(一)护理目标

患者能描述营养不良的原因,遵循饮食计划,保证各种营养物质的摄入;能叙述腹水和水肿的主要原因,腹水和水肿有所减轻,身体舒适感增加;能了解常见并发症防治知识,尽力避免并发症;无皮肤破损或感染,焦虑减轻或消失。

(二)护理措施

1.一般护理

(1)休息和活动:休息代偿期患者宜适当减少活动、避免劳累、保证休息,失代偿期尤当出现并发症时患者需卧床休息。

(2)饮食护理:饮食以高热量、高蛋白(肝性脑病除外)和维生素丰富而易消化的食物为原则。盐和水的摄入视病情调整,有腹水者应低盐或无盐饮食,钠限制在每天 $500\sim800$ mg(氯化钠 $1.2\sim2.0$ g),进水量限制在每天 $1\,000$ mL 左右。应向患者介绍各种食物的成分,例如高钠食物有咸肉、酱菜、酱油、罐头食品、含钠味精等,应尽量少食用;含钠较少的食物有粮谷类、瓜茄类、水果等;含钾多的食物有水果、硬壳果、马铃薯、干豆、肉类等。评估患者有无不恰当的饮食习惯而加重水、钠潴留,切实控制钠和水的摄入量。限钠饮食常使患者感到食物淡而无味,可适量添加柠檬汁、食醋等,改善食品的调味,以增进食欲。禁酒,忌用对肝有损害药物。有食管静脉曲张者避免进食粗糙、坚硬食物。避免损伤曲张静脉，食管胃底静脉曲张者应食菜泥、肉末、软食，进餐时细嚼慢咽，咽下的食团宜小且外表光滑，切勿混入糠皮、硬屑、鱼刺、甲壳等，药物应磨成粉末，以防损伤曲张的静脉导致出血。

2.体液过多的护理

（1）休息和体位：多卧床休息，卧床时尽量取平卧位，以增加肝、肾血流量，改善肝细胞的营养，提高肾小球滤过率。可抬高下肢，以减轻水肿。阴囊水肿者可用托带托起阴囊，以利水肿消退。大量腹水者卧床时可取半卧位，以使膈下降，有利于呼吸运动，减轻呼吸困难和心悸。

（2）避免腹内压骤增：大量腹水时，应避免使腹内压突然剧增的因素，例如剧烈咳嗽、打喷嚏、用力排便等。

（3）用药护理：使用利尿剂时应特别注意维持水电解质和酸碱平衡。利尿速度不宜过快，以每天体重减轻不超过 0.5 kg 为宜。

（4）病情监测：观察腹水和下肢水肿的消长，准确记录液体出入量，测量腹围、体重，并教会患者正确的测量和记录方法。进食量不足、呕吐、腹泻者，或遵医嘱应用利尿剂、放腹水后更应密切观察。监测血清电解质和酸碱度的变化，以及时发现并纠正水电解质、酸碱平衡紊乱，防止肝性脑病、功能性肾衰竭的发生。

（5）腹腔穿刺放腹水的护理：术前说明注意事项，测量体重、腹围、生命体征，排空膀胱以免误伤；术中及术后监测生命体征，观察有无不适反应；术毕用无菌敷料覆盖穿刺部位，如有溢液可用明胶海绵处置；术毕缚紧腹带，以免腹内压骤然下降；记录抽出腹水的量、性质和颜色，标本及时送检。

3.活动无耐力护理

肝硬化患者的精神、体力状况随病情进展而减退，疲倦乏力、精神不振逐渐加重，严重时衰弱而卧床不起。应根据病情适当安排休息和活动。代偿期患者无明显的精神、体力减退，可参加轻工作，避免过度疲劳；失代偿期患者以卧床休息为主，但过多的躺卧易引起消化不良、情绪不佳，故应视病情安排适量的活动，活动量以不感到疲劳、不加重症状为度。

4.有皮肤完整性受损危险的护理

肝硬化患者因常有皮肤干燥、水肿，有黄疸时可有皮肤瘙痒和长期卧床等因素，易发生皮肤破损和继发感染。除常规的皮肤护理、预防压疮措施外，应注意沐浴时避免水温过高，或使用有刺激性的皂类和沐浴液，沐浴后可使用性质柔和的润肤品，以减轻皮肤干燥和瘙痒；皮肤瘙痒者给予止痒处理，嘱患者勿用手抓搔,以免皮肤破损。

5.心理护理

及时了解并减轻各种焦虑,护理人员应关心患者,鼓励其说出心中的顾虑与疑问,护士应耐心倾听并给予解答。

6.健康指导

(1)心理指导:护士应帮助患者和家属掌握本病的有关知识和自我护理方法,分析和消除不利于个人和家庭应对的各种因素,家属应理解和关心患者,细心观察、及早识别病情变化。例如,当患者出现性格、行为改变等可能为肝性脑病的前驱症状时,或消化道出血等其他并发症时,应及时就诊。定期门诊随诊。

(2)休息指导:保证身心两方面的休息,应有足够的休息和睡眠,生活起居有规律。活动量以不加重疲劳感和其他症状为度。应十分注意情绪的调节和稳定。在安排好治疗、身体调理的同时,勿过多考虑病情,遇事豁达开朗。

(3)生活指导:注意保暖和个人卫生,预防感染。切实遵循饮食治疗原则和计划,安排好营养食谱。

(4)用药指导:按医师处方用药,加用药物须征得医师同意,以免服药不当而加重肝脏负担和肝功能损害。应向患者详细介绍所用药物的名称、剂量、给药时间和方法,教会其观察药物疗效和不良反应。服用利尿剂者,如出现软弱无力、心悸等症状时,提示低钠、低钾血症,应及时就医。

(三)护理评价

患者能自己选择符合饮食治疗计划的食物,保证每天所需热量、蛋白质、维生素等营养成分的摄入;能陈述减轻水、钠潴留的有关措施,正确测量和记录液体出入量、腹围和体重,腹水和皮下水肿及其引起的身体不适有所减轻;能按计划进行活动和休息,活动未致疲乏感加重,活动耐力增加;皮肤无破损和感染,瘙痒感减轻或消失。

第五章

泌尿系统疾病护理

第一节　急性肾小球肾炎

急性肾小球肾炎(acute glomerulonephritis，AGN)简称急性肾炎，是以急性肾炎综合征为主要表现的一组疾病。其特点为起病急，患者出现血尿、蛋白尿、水肿和高血压，可伴有一过性氮质血症。本病好发于儿童，男性居多。常有前驱感染，多见于链球菌感染后，其他细菌、病毒和寄生虫感染后也可引起。本部分主要介绍链球菌感染后的急性肾炎。

一、病因及发病机制

急性肾小球肾炎常发生于β溶血性链球菌"致肾炎菌株"引起的上呼吸道感染(多为扁桃体炎)或皮肤感染(多为脓疱疮)后，感染导致机体产生免疫反应而引起双侧肾脏弥漫性的炎症反应。目前多认为，链球菌的主要致病抗原是胞质或分泌蛋白的某些成分，抗原刺激机体产生相应抗体，形成免疫复合物沉积于肾小球而致病。同时，肾小球内的免疫复合物可激活补体，引起肾小球内皮细胞及系膜细胞增生，并吸引中性粒细胞及单核细胞浸润，导致肾脏病变。

二、临床表现

(一)症状与体征

1.尿异常

几乎所有患者均有肾小球源性血尿，约30%的患者出现肉眼血尿，且常为首发症状或患者就诊的原因。可伴有轻、中度蛋白尿，少数(<20%)患者可呈大

量蛋白尿。

2.水肿

80％以上患者可出现水肿,常为起病的初发表现,表现为晨起眼睑水肿,呈"肾炎面容",可伴有下肢轻度凹陷性水肿,少数严重者可波及全身。

3.高血压

约80％患者患病初期水、钠潴留时,出现一过性轻度、中度高血压,经利尿后血压恢复正常。少数患者可出现高血压脑病、急性左心衰竭等。

4.肾功能异常

大部分患者起病时尿量减少(40～700 mL/d),少数为少尿(<400 mL/d)。可出现一过性轻度氮质血症。一般于1～2周后尿量增加,肾功能于利尿后数天恢复正常,极少数出现急性肾衰竭。

(二)并发症

前驱感染后常有1～3周(平均10天左右)的潜伏期。呼吸道感染的潜伏期较皮肤感染短。本病起病较急,病情轻重不一,轻者仅尿常规及血清补体C3异常,重者可出现急性肾衰竭。大多预后良好,常在数月内临床自愈。

三、辅助检查

(1)尿液检查:均有镜下血尿,呈多形性红细胞。尿蛋白多为＋～＋＋。尿沉渣中可有红细胞管型、颗粒管型等。早期尿中白细胞、上皮细胞稍增多。

(2)血清补体C3及总补体:发病初期下降,于8周内恢复正常,对本病诊断意义很大。血清抗链球菌溶血素O滴度可增高,部分患者循环免疫复合物阳性。

(3)肾功能检查:内生肌酐清除率降低,血尿素氮(blood urea nitrogen,BUN)、血肌酐(creaitinine,Cr)升高。

四、诊断要点

(1)链球菌感染后1～3周出现血尿、蛋白尿、水肿、高血压,甚至少尿及氮质血症。

(2)血清补体C3降低(8周内恢复正常),即可临床诊断为急性肾小球肾炎。

(3)若肾小球滤过率进行性下降或病情1～2个月尚未完全好转的应及时做肾活检,以明确诊断。

五、治疗要点

治疗原则:以休息、对症处理为主,缩短病程,促进痊愈。本病为自限性疾病,不宜用肾上腺糖皮质激素及细胞毒药物。急性肾衰竭患者应予透析。

(一)对症治疗

利尿治疗可消除水肿,降低血压。利尿后高血压控制不满意时,可加用其他降压药物。

(二)控制感染灶

以往主张使用青霉素或其他抗生素10～14天,现其必要性存在争议。对于反复发作的慢性扁桃体炎,待肾炎病情稳定后,可作扁桃体摘除术,手术前后2周应注射青霉素。

(三)透析治疗

对于少数发生急性肾衰竭者,应予血液透析或腹膜透析治疗,帮助患者度过急性期,一般不需长期维持透析。

六、护理评估

(一)健康史

询问发病前2个月有无上呼吸道和皮肤感染史,起病急缓,就诊原因等。既往呼吸道感染史。

(二)身体状况

评估水肿的部位、程度、特点,血压增高程度:有无局部感染灶存在。

(三)心理及社会因素

因患者多为儿童,对疾病的后果常不能理解,因而不重视疾病,不按医嘱注意休息,家属则往往较急,过分约束患者,年龄较大的患者因休学、长期休息而产生焦虑、悲观情绪。评估患者及家属对疾病的认识,目前的心理状态等。

(四)辅助检查

周围血常规结果有无异常,淋巴细胞是否升高。

七、护理目标

(1)能自觉控制水、盐的摄入,水肿明显消退。

(2)患者能逐步达到正常活动量。

(3)无并发症发生,或能早期发现并发症并积极配合抢救。

八、护理措施

(一)一般护理

急性期患者应绝对卧床休息,以增加肾血流量和减少肾脏负担。应卧床休息 6 周至 2 个月,尿液检查只有蛋白尿和镜下血尿时,方可离床活动。病情稳定后逐渐增加运动量,避免劳累和剧烈活动,坚持 1~2 年,待完全康复后才能恢复正常的体力劳动。存在水肿、高血压或心力衰竭时,应严格限制盐的摄入,一般进盐应低于 3 g/d,特别严重的病例应完全禁盐。在急性期,为减少蛋白质的分解代谢,限制蛋白质的摄取量为 0.5~0.8 g/(kg·d)。当血压下降,水肿消退,尿蛋白减少后,即可逐渐增加食盐和蛋白质的量。除限制钠盐外,也应限制液体摄入量,进水量的控制本着宁少勿多的原则。每天进水量应为不显性失水量(约 500 mL)加上 24 小时尿量,此进水量包括饮食、饮水、服药、输液等所含水分的总量。另外,饮食应注意热量充足、易于消化和吸收。

(二)病情观察

注意观察水肿的范围、程度,有无胸腔积液、腹水,有无呼吸困难、肺部湿啰音等急性左心衰竭的征象;监测高血压动态变化,监测有无头痛、呕吐、颈项强直等高血压脑病的表现;观察尿的变化及肾功能的变化,及早发现有无肾衰竭的可能。

(三)用药护理

在使用降压药的过程中,要注意一定要定时、定量服用,随时监测血压的变化,还要嘱患者服药后在床边坐几分钟,然后缓慢站起,防止眩晕及直立性低血压。

(四)心理护理

患者尤其是儿童对长期的卧床会产生忧郁、烦躁等心理反应,加上担心血尿、蛋白尿是否会恶化,会进一步会加重精神负担。故应尽量多关心、巡视患者,随时注意患者的情绪变化和精神需要,按照患者的要求予以尽快解决。关于卧床休息需要持续的时间和病情的变化等,应适当予以说明,并要组织一些有趣的活动活跃患者的精神生活,使患者能以愉快、乐观的态度安心接受治疗。

九、护理评价

(1)能否接受限制钠、水的治疗和护理,尿量已恢复正常,水肿有减轻甚至消失。

(2)能正确面对患病现实,说出心理感受,保持乐观情绪。

(3)无并发症发生。

十、健康指导

(一)预防指导

平时注意加强锻炼,增强体质。注意个人卫生,防止化脓性皮肤感染。有上呼吸道或皮肤感染时,应及时治疗。注意休息和保暖,限制活动量。

(二)生活指导

急性期严格卧床休息,按照病情进展调整作息制度。掌握饮食护理的意义及原则,切实遵循饮食计划。指导患者及其家属掌握本病的基本知识和观察护理方法,消除各种不利因素,防止疾病进一步加重。

(三)用药指导

遵医嘱正确使用抗生素、利尿剂及降压药等,掌握不同药物的名称、剂量、给药方法,观察各种药物的疗效和不良反应。

(四)心理指导

增强战胜疾病的信心,保持良好的心境,积极配合诊疗计划。

第二节　慢性肾小球肾炎

慢性肾小球肾炎简称慢性肾炎,是最常见的一组原发于肾小球的疾病,以蛋白尿、血尿、高血压及水肿为基本表现,可有不同程度的肾功能减退,大多数患者会发展成慢性肾衰竭。本病起病方式各不相同,病情迁延,进展缓慢;可发生于任何年龄,以中青年居多,男性多于女性。

一、病因及诊断检查

(一)致病因素

慢性肾炎的病因尚不完全清楚,大多数由各种原发性肾小球疾病迁延不愈发展而成。目前认为其发病与感染有明确关系,细菌、原虫、病毒等感染后可引起免疫复合物介导性炎症而导致肾小球肾炎,故认为发病起始因素为免疫介导性炎症。另外,在发病过程中也有非免疫非炎症性因素参与,如高血压、超负荷的蛋白饮食等。仅少数慢性肾炎由急性肾炎演变而来。在发病过程中可因感染、劳累、妊娠和使用肾毒性药物等使病情加重。

(二)身体状况

1.症状体征

慢性肾炎多数起病隐匿,大多无急性肾炎病史,病前也无感染史,发病已为慢性肾炎;少数为急性肾炎迁延不愈超过 1 年以上而成为慢性。临床表现差异大,症状轻重不一。主要表现如下。

(1)水肿:多为眼睑水肿和(或)轻度至中度下肢水肿,一般无体腔积液,缓解期可完全消失。

(2)高血压:部分患者可以高血压为首发或突出表现,多为持续性中等程度以上高血压。持续血压升高可加速肾小球硬化,使肾功能迅速恶化,预后较差。

(3)全身症状:表现为头晕、乏力、食欲缺乏、腰膝酸痛等,其中贫血较为常见。随着病情进展可出现肾功能减退,最终发展成为慢性肾衰竭。

(4)尿异常:可有尿量减少,偶有肉眼血尿。

2.并发症

(1)感染:易合并呼吸道及泌尿道感染。

(2)心脏损害:心脏扩大、心律失常和心力衰竭。

(3)高血压脑病:因血压骤升所致。

(4)慢性肾衰竭:是慢性肾炎最严重的并发症。

(三)心理社会状况

患者常因病程长、反复发作、疗效不佳、药物不良反应大、预后较差等而出现焦虑、恐惧、悲观的情绪。

(四)实验室及其他检查

1.尿液检查

尿比重多在 1.020 以下;最具有特征的是蛋白尿,尿蛋白(＋～＋＋＋),尿蛋白定量1～3 g/24 h;尿沉渣镜检可见红细胞和颗粒管型。

2.血液检查

早期多正常或有轻度贫血,晚期红细胞计数和血红蛋白多明显降低。

3.肾功能检查

慢性肾炎可导致肾功能逐渐减退,表现为肾小球滤过率下降,内生肌酐清除率下降、血肌酐和尿素氮增高。

二、护理诊断

(一)体液过多

与肾小球滤过率下降及血浆胶体渗透压下降有关。

(二)营养失调,低于机体需要量

与蛋白丢失、摄入不足及代谢紊乱有关。

(三)焦虑

与担心疾病复发和预后有关。

(四)潜在并发症

感染、心脏损害、高血压脑病、慢性肾衰竭。

三、治疗及护理措施

(一)治疗要点

慢性肾小球肾炎的主要治疗目的是防止或延缓肾功能恶化,改善症状,防止严重并发症。

1.一般治疗

适当休息、合理饮食、防治感染等。

2.对症治疗

(1)利尿:水肿明显的患者可使用利尿剂,常用氢氯噻嗪、螺内酯、呋塞米,既可利尿消肿,也可降低血压。

(2)控制血压:高血压可加快肾小球硬化,因此及时有效地维持适宜的血压是防止病情恶化的重要环节。容量依赖性高血压首选利尿剂,肾素依赖性高血压首选血管紧张素转化酶抑制药(卡托普利等)和β受体阻滞剂(普萘洛尔等)。

3.抗血小板药物

长期使用抗血小板药物可改善微循环,延缓肾衰竭。常用双嘧达莫和阿司匹林。

4.糖皮质激素和细胞毒性药物

一般不主张应用。可试用于血压不高、肾功能正常、尿蛋白较多者,常选用

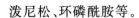

泼尼松、环磷酰胺等。

(二)护理措施

1.病情观察

因高血压易加剧肾功能的损害,故应密切观察患者的血压变化。准确记录24小时出入液量,监测尿量、体重和腹围,观察水肿的消长情况。监测肾功能变化,及时发现肾衰竭。

2.生活护理

(1)适当休息:因卧床休息能增加肾血流量,减轻水肿、蛋白尿及改善肾功能,故慢性肾炎患者宜多卧床休息,避免重体力劳动。特别是有明显水肿、大量蛋白尿、血尿及高血压或合并感染、心力衰竭、肾衰竭及急性发作期的患者,应限制活动,绝对卧床休息。

(2)饮食护理:水肿少尿者应限制钠、水的摄入,食盐摄入量为 1~3 g/d,每天进水量不超过 1 500 mL,记录 24 小时出入液量;每天测量腹围、体重,监测水肿消长情况。低蛋白、低磷饮食可减轻肾小球内高压、高灌注及高滤过状态,延缓肾功能减退,宜尽早采用富含必需氨基酸的优质低蛋白饮食(如鸡肉、牛奶、瘦肉等),蛋白质的摄入量为 0.5~0.8 g/(kg·d),低蛋白饮食亦可达到低磷饮食的目的。补充多种维生素及锌。适当增加糖类和脂肪的摄入比例,保证足够热量,减少自体蛋白的分解。

3.药物治疗的护理

使用利尿剂时应注意有无电解质、酸碱平衡紊乱;服用降压药起床时动作宜缓慢,以防直立性低血压;应用血管紧张素转化酶抑制药时,注意观察患者有无持续性干咳;应用抗血小板药物时,注意观察有无出血倾向等。

4.对症护理

对症护理包括对水肿、高血压、少尿等症状的护理。

5.心理护理

注意观察患者的心理活动,及时发现患者的不良情绪,主动与患者沟通,鼓励患者说出其内心感受,做好疏导工作,帮助患者调整心态,积极配合治疗及护理。

6.健康指导

(1)指导患者严格按照饮食计划进餐。注意休息,保持精神愉快,避免劳累、受凉和使用肾毒性药物,以延缓肾功能减退。

(2)进行适当锻炼,提高机体抵抗力,预防呼吸道感染。

(3)遵医嘱服药,定期复查尿常规和肾功能。

(4)育龄妇女注意避孕,以免因妊娠导致肾炎复发和病情恶化。

第三节　急进性肾小球肾炎

急进性肾小球肾炎(rapidly progressive glomerulo nephritis,RPGN)又名新月体肾炎,是指以少尿或无尿、蛋白尿、血尿,伴或不伴水肿以及高血压等为基础临床表现,肾功能骤然恶化而致肾衰竭的一组临床综合征。病理改变特征为肾小囊内细胞增生、纤维蛋白沉积,我国目前对该病的诊断标准是肾穿刺标本中50%以上的肾小球有大新月体形成。

一、病因

本病有多种病因。一般将有肾外表现者或明确原发病者称为继发性急进性肾炎,病因不明者则称为原发性急进性肾炎。前者继发于过敏性紫癜、系统性红斑狼疮、弥漫性血管炎等,偶有继发于某些原发性肾小球疾病,如系膜毛细血管性肾炎及膜性肾病患者。后者半数以上患者有上呼吸道前驱感染史,其中少数呈典型链球菌感染,其他一些患者呈病毒性呼吸道感染,本病患者有柯萨奇病毒B5感染的血清学证据,但流感及其他常见呼吸道病毒的血清滴度无明显上升,故本病与病毒感染的关系,尚待进一步观察。此外,少数急进性肾炎患者有结核杆菌抗原致敏史(结核感染史),在应用利福平治疗过程中发生本病。个别肠道炎症性疾病也可伴随本病存在。

二、临床表现

急进性肾小球肾炎患者可见于任何年龄,但有青年和中老年两个发病高峰,男:女比例为2:1。该病可呈急性起病,多数患者在发热或上呼吸道感染后出现急性肾炎综合征,即水肿、尿少、血尿、蛋白尿、高血压等。发病时患者全身症状较重,如疲乏、无力、精神萎靡,体重下降,可伴发热、腹痛。病情发展很快,起病数天内即出现少尿及进行性肾功能衰。部分患者起病相对隐袭缓慢,病情逐步加重。

三、辅助检查

(一)尿液实验室检查

常见血尿、异形红细胞尿和红细胞管型,常伴蛋白尿;尿蛋白量不等,可像肾病综合征那样排出大量的蛋白尿,但明显的肾病综合征表现不多见。

(二)其他

可溶性人肾小球基底膜抗原的酶联免疫吸附法检查抗肾小球基底膜抗体,最常见的类型是 IgG 型。

四、治疗

(一)强化疗法

急进性肾小球肾炎患者病情危重时必须采用强化治疗,包括如下措施。

1.强化血浆置

换该法是用膜血浆滤器或离心式血浆细胞分离器分离患者的血浆和血细胞,然后用正常人的血浆或血浆成分(如清蛋白)对其进行置换,每天或隔天置换1 次,每次置换 2～4 L。此法清除致病抗体及循环免疫复合物的疗效肯定,已被临床广泛应用。

2.甲泼尼龙冲击治疗

主要应用于Ⅱ型及Ⅲ型急进性肾小球肾炎的治疗。甲泼尼龙,静脉滴注,每天或隔天 1 次,3 次为 1 个疗程,据病情需要应用 1～3 个疗程(两疗程间需间隔3～7 天)。

3.大剂量丙种球蛋白静脉滴注

当急进性肾小球肾炎合并感染等因素不能进行上述强化治疗时,可应用此治疗:丙种球蛋白,静脉滴注,5 次为 1 个疗程,必要时可应用数个疗程。

(二)基础治疗

应用各种强化治疗时,一般都要同时服用常规剂量的激素及细胞毒药物作为基础治疗,抑制免疫及炎症反应。

1.肾上腺皮质激素

常用泼尼松或泼尼松龙口服,用药应遵循如下原则:起始量要足,不过最大剂量常不超过 60 mg/d;减、撤药要慢(足量服用 12 周后开始减药,每 2～3 周减去原用量的 10%);维持用药要久(以 10 mg/d 做维持量,服 6 个月至1 年或更久)。

2.细胞毒药物

常用环磷酰胺,每天口服 100 mg 或隔天静脉注射 200 mg,累积量达 6～8 g 停药。而后可以再用硫唑嘌呤 100 mg/d 继续治疗 6～12 个月巩固疗效。

3.其他免疫抑制药

近年问世的麦考酚酸酯抑制免疫疗效肯定,而不良反应较细胞毒药物轻,已被广泛应用于肾病治疗,包括Ⅱ及Ⅲ型急进性肾小球肾炎。

(三)替代治疗

如果患者肾功能急剧恶化达到透析指征时,应尽早进行透析治疗(包括血液透析或腹膜透析)。如疾病已进入不可逆性终末期肾衰竭,则应予长期维持透析治疗或肾移植。

五、护理诊断

(一)潜在并发症

急性肾衰竭。

(二)体液过多

与肾小球滤过功能下降、大剂量激素治疗导致水、钠潴留有关。

(三)有感染的危险

与激素及细胞毒药物的应用、血浆置换、大量蛋白尿致机体抵抗力下降有关。

(四)焦虑/恐惧

与疾病进展快、预后差有关。

(五)有皮肤完整性受损的危险

与皮肤水肿有关。

(六)知识缺乏

缺乏急进性肾小球肾炎相关知识。

(七)自理缺陷

与疾病所致贫血、水肿和心力衰竭等有关。

(八)电解质紊乱

与使用利尿剂有关。

六、护理目标

(1)保护残余肾功能,纠正肾血流量减少的各种因素(如低蛋白血症、脱水、低血压等),防治急性肾衰竭。

(2)维持体液平衡,水肿消失,血压恢复正常。

(3)预防感染。

(4)患者焦虑/恐惧减轻,配合治疗护理,树立战胜疾病的信心。

(5)保持皮肤完整性,无破溃、受损。

(6)患者了解急进性肾小球肾炎相关知识,了解相关预防和康复知识,自我照顾和管理能力提高。

(7)生活自理能力恢复。

七、护理措施

(一)病情观察

(1)密切观察病情,及时识别急性肾衰竭的发生。监测内生肌酐清除率(Ccr)、血尿素氮(BUN)、血肌酐(Scr)水平。若 Ccr 快下降,BUN,Ser 进行性升高,提示有急性肾衰竭发生,应协助医师及时处理。

(2)监测尿量的变化,注意尿量迅速减少或出现无尿的现象,此现象往往提示了急性肾衰竭。

(3)监测血电解质及 pH 的变化,特别是血钾情况,避免高血钾可能导致的心律失常,甚至心搏骤停。

(4)观察有无食欲明显减退、恶心、呕吐、呼吸困难及端坐呼吸等症状的发生,及时进行护理干预。

(5)定期测量患者体重,观察体重变化和水肿的部位、分布、程度和消长情况,注意有无腹水及胸腔、心包积液的表现;观察皮肤有无红肿、破损、化脓等情况发生。

(二)用药护理

(1)按医嘱严格用药,密切观察药物(激素、免疫抑制剂、利尿剂)在使用过程中的疗效与不良反应。

(2)治疗后都需认真评估有无甲泼尼龙冲击治疗常见的不良反应发生,如继发感染和水、钠潴留,精神兴奋及可逆性记忆障碍、面红、血糖升高、骨质疏松、伤口不愈合、消化道出血或穿孔、严重高血压、充血性心力衰竭等。

（3）大剂量激素冲击治疗可有效抑制机体的防御能力，必要时实施保护性隔离，预防继发感染。

（4）观察利尿剂、环磷酰胺冲击治疗的相关不良反应，如血清电解质变化情况及相应的临床症状。

（三）避免不利因素

避免正血容量下降的不利因素（低蛋白血症、脱水、低血压等）。

（四）预防感染

避免使用损害肾脏的药物同时积极预防感染。

（五）皮肤护理

（1）水肿较严重的患者应着宽松、柔软的棉质衣裤、鞋袜。协助患者做好全身皮肤黏膜的清洁，指导患者注意保护好水肿的皮肤，如清洗时注意水温适当、勿过分用力；平时避免擦伤、撞伤、跌伤、烫伤。阴囊水肿等严重的皮肤水肿部位可用中药芒硝粉袋干敷或硫酸镁溶液敷于局部。水肿部位皮肤破溃应用无菌辅料覆盖，必要时可使用稀释成 1∶5 的碘伏溶液局部湿敷，以预防或治疗破溃处感染，促进创面愈合。

（2）注射时严格无菌操作，采用 5～6 号针头，保证药物准确及时的输入，注射完拔针后，应延长用无菌干棉球按压穿刺部位的时间，减少药液渗出。严重水肿者尽量避免肌内和皮下注射，尽力保证患者皮肤的完整性。

（六）心理护理

由于病情重，疾病进展快，患者出现恐惧、焦虑、烦躁、抑郁等心理。护士应加强沟通、充分理解患者的感受和心理压力，并鼓励家属，共同努力疏导患者的心理压力。护士尽量多关心、巡视，及时解决患者的合理需要，让其体会到关心和温暖。护士应鼓励患者说出对患病的担忧，给其讲解疾病过程、合理饮食和治疗方案，以消除疑虑，提高治疗信心。

（七）健康指导

（1）休息：患者应注意休息、避免劳累。急性期绝对卧床休息。卧床休息时间应较急性肾小球肾炎更长。

（2）积极预防和控制感染：从病因与治疗方法上对患者进行健康教育，提高患者预防感染的意识。

（3）提高治疗的依从性：告知患者与家属严格依从治疗的重要性、药物（激素及免疫抑制剂)治疗可能出现的不良反应与转归,避免患者擅自停药或改变剂量,鼓励患者配合治疗。

(4)避免加重肾损害的因素,建立随访计划,鼓励患者进行自我病情监测,以防止疾病复发及恶化。

(5)定期复查电解质(低钠、低钾等),有异常及时协助医师处理。

第四节　肾病综合征

一、疾病概述

(一)概念

肾病综合征是由各种肾脏疾病引起的以大量蛋白尿(尿蛋白>3.5 g/d)、低蛋白血症(血浆清蛋白<30 g/L)、水肿、高脂血症为临床表现的一组综合征。

肾病综合征分为原发性和继发性两大类。原发性肾病综合征是原发于肾脏本身的肾小球疾病;继发性肾病综合征是继发于全身或其他系统的疾病,例如糖尿病、肾淀粉样变性、系统性红斑狼疮、多发性骨髓瘤等。

(二)相关病理生理

肾病综合征的发病机制为免疫介导性炎症所致的肾损害。当肾小球滤过膜的屏障功能受损,其对血浆蛋白的通透性增高,使原尿中蛋白含量增多,当超过肾小管的重吸收时,则形成大量蛋白尿。大量清蛋白自尿中丢失导致低蛋白血症,使血浆胶体渗透压明显下降,水分从血管内进入组织间隙而引起水肿。由于低蛋白血症刺激肝脏代偿性合成蛋白质的同时,脂蛋白的合成也增加,加之后者分解下降,故出现高脂血症。

(三)肾病综合征的病因与诱因

1.基本病因

(1)原发性肾病综合征:原发于肾脏本身的肾小球疾病,如急性肾炎、急进性肾炎、慢性肾炎等原发性肾小球肾病,或病理诊断中的微小病变型肾病、系膜增生性肾小球肾炎、局灶性节段性肾小球硬化、膜性肾病及系膜毛细血管性肾小球肾炎等。

（2）继发性肾病综合征:继发于全身系统性疾病或先天遗传性疾病在病变过程中累及肾脏。

2.诱因

常因上呼吸道感染、受凉及劳累起病。

（四）临床表现

肾病综合征典型的临床表现如下。

1.大量蛋白尿和低蛋白血症

患者每天从尿中丢失大量蛋白质（＞3.5 g/d），是导致低蛋白血症的主要原因。

2.水肿

常为全身性水肿,以身体下垂部位明显,常为凹陷性水肿。重者常合并胸腔、腹部、心包等处的积液。

3.高脂血症

以高胆固醇血症最为常见,血液中的甘油三酯、低密度脂蛋白、极低密度蛋白含量升高。

4.并发症

（1）感染:肾病综合征常见的并发症,多为院内感染,感染部位以呼吸道、尿路、皮肤感染最多见。

（2）血栓、栓塞:多发生于肾静脉、下肢静脉和脑动脉、肺动脉等处,其中以肾静脉血栓最为多见。

（3）急性肾衰竭:因有效循环血容量减少、肾血流量下降导致的肾前性氮质血症,经扩容、利尿治疗可恢复。少数可发展为肾实质性急性肾衰竭,主要表现为少尿、无尿,扩容、利尿治疗无效。

（4）其他:蛋白质营养不良,儿童生长发育迟缓;动脉硬化、冠心病;机体抵抗力低下,易发生感染等。

（五）辅助检查

1.实验室检查

24 小时候尿蛋白的检测可对蛋白尿进行定量;血生化检查可了解低蛋白血症、高脂血症的程度;肾功能检查可了解氮质血症、内生肌酐清除率的情况,有助于对急性肾衰竭的判断。

2.肾 B 超检查

双肾正常或缩小。

3.肾活组织病理检查

肾活组织病理检查是确诊肾小球疾病的主要依据,可明确肾小球病变类型,指导治疗及判断预后。

(六)主要治疗原则

利尿消肿,降血脂,抑制免疫与炎症反应。

(七)药物治疗

1.利尿消肿

常用的利尿剂包括以下几类。①噻嗪类:常用氢氯噻嗪 25 mg,每天 3 次。②保钾利尿:常用氨苯蝶啶 50 mg,每天 3 次为基本治疗,与噻嗪类利尿剂合用提高利尿效果。③襻利尿剂:呋塞米,$20\sim120$ mg/d。④渗透利尿剂:常用不含钠的低分子右旋糖苷静脉点滴,随之加呋塞米利尿剂可增强利尿效果。⑤血浆或血浆清蛋白静脉输注提高胶体渗透压,同时加襻利尿剂有良好的利尿效果。

2.减少尿蛋白

应用血管紧张素转换酶抑制剂和其他降压药,可通过降低肾小球内压而达到不同程度的减少尿蛋白的作用。

3.降脂治疗

常用他汀类、氯贝丁酯类降脂药。

4.抑制免疫与炎症反应

(1)肾上腺糖皮质激素:可抑制免疫反应,减轻、修复滤过膜损害,有抗炎、抑制醛固酮和抗利尿激素等作用。使用原则为起始足量、缓慢减药和长期维持。常用泼尼松,开始量为1 mg/(kg·d),全天量顿服,$8\sim12$ 周后开始减量至$0.4\sim0.5$ mg/(kg·d)时,维持 $6\sim12$ 个月。

(2)细胞毒药物:用于激素抵抗型或依赖型,常用环磷酰胺,每天 $100\sim200$ mg分次口服,或隔天静脉注射,总量达到 $6\sim8$ g后停药。

5.控制感染

当发生感染时,应选择敏感、强效及无肾损害的抗生素治疗。

6.防止血栓

常用肝素、双嘧达莫等。

二、护理评估

(一)一般评估

1.生命体征

合并感染时可出现体温升高;高度水肿可致有效血容量减少,血压下降甚至休克。

2.患者主诉

水肿的发生时间、部位、特点、程度、消长情况,有无气促、胸闷、腹胀等积液的表现。有无尿量减少、泡沫尿、血尿,有无发热、咳嗽、皮肤感染、尿路刺激征等。

3.相关记录

身高、体重、饮食、睡眠及排便情况等。

(二)身体评估

1.视诊

颜面部、肢体的水肿情况(肾病性水肿多从下肢开始);皮肤黏膜有无破损;腹部有无膨隆或蛙状腹。

2.触诊

(1)测量腹围:观察有无腹水征象。

(2)颜面、下肢水肿情况:凹陷性水肿为低蛋白血症导致。

3.叩诊

腹部有无移动性杂音;肺下界移动范围有无变小;心界有无扩大。

4.听诊

两肺有无湿啰音和哮鸣音。

(三)心理-社会评估

了解患者在疾病治疗过程中的心理反应与需求,家庭及社会支持情况,如医疗费用来源是否充足、家庭成员的关心程度等。

(四)辅助检查结果评估

1.尿液检查

了解尿蛋白的定性、定量结果,有无血尿、各种管型等。

2.血液检查

注意各项生化指标,有无电解质紊乱、低蛋白血症、高脂血症;Scr 和 BUN

升高和 Ccr 下降的程度。

3.病理检查

根据肾小球病变的病理类型,了解治疗效果及预后。

(五)主要用药的评估

1.利尿剂

了解用药后尿量的变化、水肿的消退情况,尿量较多时尤其注意有无电解质紊乱、血容量不足的表现。

2.糖皮质激素

长期服用糖皮质激素注意有无水钠潴留、血糖升高、血压升高、低血钾、消化道溃疡精神兴奋及出血、骨质疏松、继发感染、伤口不愈合,以及肾上腺皮质功能亢进症的表现,如向心性肥胖、痤疮、多毛等不良反应。

3.细胞毒类药物

运用环磷酰胺治疗有无中毒性肝炎、骨质疏松、性腺抑制(尤其男性)、出血性膀胱炎及脱发等。

三、护理诊断

(一)营养失调

低于机体需要量与大量蛋白尿、摄入减少及吸收障碍有关。

(二)体液过多

与低蛋白血症致血浆胶体渗透压下降等有关。

(三)有感染的危险

与机体抵抗力下降、应用激素和(或)免疫抑制剂有关。

(四)有皮肤完整性受损的危险

与水肿、营养不良有关。

四、护理措施

(一)适当休息

卧床休息,严重水肿、胸腔积液,出现呼吸困难者取半卧位,眼睑、面部水肿者枕头应稍垫高,水肿消退可适当增加活动量。

(二)饮食护理

提供正常量的优质蛋白质饮食,每天摄入蛋白质为 1 g/kg,如有肾功能损害时,应根据肌酐清除率情况予以优质低蛋白饮食,并保证足够的热量。为减轻高脂血症,应少食富含饱和脂肪酸的食物如动物油脂,多吃多聚不饱和脂肪酸的食物如植物油,以及富含可溶性纤维的食物如豆类、燕麦等。

(三)皮肤护理

保持皮肤清洁,防止皮肤破溃与感染。勿用力过大清洁皮肤,避免擦伤皮肤。重度水肿者避免肌肉内注射,应采取静脉途径保证药物准确及时输入。静脉穿刺时严格消毒皮肤,穿刺点在各层组织不在同一部位。定期观察水肿部位和皮肤情况,注意有无破溃、发红现象,及时处理异常情况。

(四)用药护理

严格按医嘱定时、定量、按疗程用药,注意观察常用药的毒副作用,发现问题及时处理。

(五)心理护理

积极主动与患者沟通,耐心倾听他们的倾诉,解答其提出的问题,指导其保持乐观心态、情绪稳定,给予患者及家属精神支持。

(六)健康教育

1.饮食指导

宜选择高纤维、低脂、低胆固醇、低盐、正常量的蛋白质、充足热量、富含维生素的易消化、清淡饮食。

2.用药指导

按时、正确服用相关药物,让患者了解常用药物不良反应及自我观察要点。

3.预防感染的措施

注意保暖,防止受凉,尤其是要避免呼吸道感染。

4.适当活动计划

制订个体化的活动计划,注意休息,避免过度劳累。

5.自我观察

观察水肿的部位、特点、程度及消长情况,定期测量胸围、腹围、体重的变化,有利于治疗效果评估及有无胸腔积液、腹水的出现等,或作为调整输入量和速度、饮水量及利尿剂用量的依据。

6.就诊的指标

告诉患者如果出现下列任何一种情况,请速到医院就诊。

(1)尿量减少、大量泡沫尿。

(2)面部、腹部、下肢肿胀。

(3)发热、咳嗽、皮肤感染等。

五、护理效果评估

(1)患者饮食结构合理,营养状况改善,血浆清蛋白升高。

(2)患者水肿减轻或消退。

(3)患者能够积极配合采取预防感染措施,未发生感染。

(4)患者皮肤无破损或感染。

(5)患者自觉症状好转。

第六章

内分泌系统疾病护理

第一节 甲状腺功能亢进症

甲状腺功能亢进症(简称甲亢)指由多种病因导致的甲状腺激素(TH)分泌过多,引起各系统兴奋性增高和代谢亢进为主要表现的一组临床综合征。其中以毒性弥漫性甲状腺肿(Graves病)最多见。

一、病因

(一)遗传因素

弥漫性毒性甲状腺肿是器官特异性自身免疫病之一,有显著的遗传倾向。

(二)免疫因素

弥漫性毒性甲状腺肿的体液免疫研究较为深入。最明显的体液免疫特征为血清中存在甲状腺细胞促甲状腺激素(TSH)受体抗体。即甲状腺细胞增生,TH合成及分泌增加。

(三)环境因素

环境因素对本病的发生、发展有重要影响,如细菌感染、性激素、应激等,可能是该病发生和恶化的重要诱因。

二、临床表现

(一)一般临床表现

1.甲状腺激素分泌过多综合征

(1)高代谢综合征:多汗怕热、疲乏无力、体重锐减、低热和皮肤温暖潮湿。

(2)精神神经系统:焦躁易怒、神经过敏、紧张忧虑、多言好动、失眠不安、思想不集中和记忆力减退等。

(3)心血管系统:心悸、胸闷、气短,严重者可发生甲亢性心脏病。

(4)消化系统:常表现为食欲亢进,多食消瘦。重者可有肝功能异常,偶有黄疸。

(5)肌肉骨骼系统:部分患者有甲亢性肌病、肌无力和周期性瘫痪。

(6)生殖系统:女性月经常有减少或闭经。男性有勃起功能障碍,偶有乳腺发育。

(7)内分泌系统:早期血促肾上腺皮质激素(ACTH)及 24 小时尿 17-羟皮质类固醇升高,继而受过高 T_3、T_4 抑制而下降。

(8)造血系统:血淋巴细胞升高,白细胞计数偏低,血容量增大,可伴紫癜或贫血,血小板寿命缩短。

2.甲状腺肿

(1)弥漫性、对称性甲状腺肿大。

(2)质地不等、无压痛。

(3)肿大程度与甲亢轻重无明显关系。

(4)甲状腺上下可触及震颤,闻及血管杂音,为诊断本病的重要体征。

3.眼征

(1)单纯性突眼:眼球轻度突出,瞬目减少,眼裂增宽。

(2)浸润性突眼:眼球突出明显,眼睑肿胀,眼球活动受限,结膜充血水肿,严重者眼睑闭合不全、眼球固定、角膜外露而形成角膜溃疡、全眼炎,甚至失明。

(二)特殊临床表现

(1)甲亢危象:①高热(40 ℃以上);②心率快(>140 次/分);③烦躁不安、呼吸急促、大汗、恶心、呕吐和腹泻等,严重者可出现心力衰竭、休克及昏迷。

(2)甲状腺毒症性心脏病主要表现为心排血量增加、心动过速、心房颤动和心力衰竭。

(3)淡漠型甲状腺功能亢进症:①多见于老年患者,起病隐袭;②明显消瘦、乏力、头晕、淡漠、昏厥等;③厌食、腹泻等消化系统症状。

(4)T_3 型甲状腺毒症多见于碘缺乏地区和老年人,实验室检查:血清总三碘甲腺原氨酸(TT_3)与游离三碘甲腺原氨酸(FT_3)均增高,而血清总甲状腺素(TT_4)、血清游离甲状腺素(FT_4)正常。

(5)亚临床型甲状腺功能亢进症血清 FT_3、FT_4 正常,促甲状腺激素(TSH)

降低。

(6)妊娠期甲状腺功能亢进症:①妊娠期甲状腺激素结合球蛋白增高,引起 TT_4 和 TT_3 增高。②一过性甲状腺毒症。③新生儿甲状腺功能亢进症。④产后由于免疫抑制的解除,弥漫性毒性甲状腺肿易于发生,称为产后弥漫性毒性甲状腺肿。

(7)胫前黏液性水肿多发生在胫骨前下 1/3 部位,也见于足背、踝关节、肩部、手背或手术瘢痕处,偶见于面部,皮损大多为对称性。

(8)Graves 眼病(甲状腺相关性眼病)。

三、辅助检查

(一)实验室检查

检测血清游离甲状腺素(FT_4)、游离三碘甲腺原氨酸(FT_3)和促甲状腺激素(TSH)。

(二)影像学及其他检查

放射性核素扫描、CT 检查、B 超检查、MRI 检查等有助于甲状腺、异位甲状腺肿和球后病变性质的诊断,可根据需要选用。

四、处理原则和治疗要点

(一)抗甲状腺药物

口服抗甲状腺药物是治疗甲亢的基础措施,也是手术和 ^{131}I 治疗前的准备阶段。常用的抗甲状腺药物包括硫脲类(丙硫氧嘧啶、甲硫氧嘧啶等)和咪唑类(甲巯咪唑、卡比马唑等)。

(二)^{131}I 治疗甲亢

目的是破坏甲状腺组织,减少甲状腺激素产生。该方法简单、经济,治愈率高,尚无致畸、致癌、不良反应增加的报道。

(三)手术治疗

通常采取甲状腺次全切术,两侧各留下 2～3 g 甲状腺组织。

五、护理评估

(一)病史

详细询问过去健康情况,有无甲亢家族史,有无病毒感染,应激因素,诱发因素,生活方式,饮食习惯,排便情况;查询上次住院的情况,药物使用情况,以及出

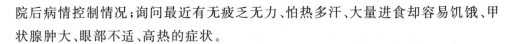

院后病情控制情况;询问最近有无疲乏无力、怕热多汗、大量进食却容易饥饿、甲状腺肿大、眼部不适、高热的症状。

(二)身体状况

评估生命体征的变化,包括体温是否升高,脉搏是否加快,脉压是否增大等;情绪是否发生变化;有无体重下降,是否贫血。观察和测量突眼度;观察甲状腺肿大的程度,是否对称,有无血管杂音等。

(三)心理-社会评估

询问对甲状腺疾病知识的了解情况,患病后对日常生活的影响,是否有情绪上的变化,如急躁易怒,易与身边的人发生冲突或矛盾;了解所在社区的医疗保健服务情况。

六、护理措施

(一)饮食护理

(1)给予高蛋白、高维生素、矿物质丰富、高热量饮食。

(2)适量增加奶类、蛋类、瘦肉类等优质蛋白以纠正体内的负氮平衡,多摄取新鲜蔬菜和水果。

(3)多饮水,保证每天 2 000～3 000 mL,以补充腹泻、出汗等所丢失的水分。若患者并发心脏疾病应避免大量饮水,以预防水肿和心力衰竭的发生。

(4)为避免引起患者精神兴奋,不宜摄入刺激性的食物及饮料,如浓茶、咖啡等。

(5)为减少排便次数,不宜摄入过多的粗纤维食物。

(6)限制含碘丰富的食物,不宜食海带、紫菜等海产品,慎食卷心菜、甘蓝等易致甲状腺肿的食物。

(二)用药护理

(1)指导患者正确用药,不可自行减量或停药。

(2)观察药物不良反应:①粒细胞缺乏症多发生在用药后 2～3 个月内。定期复查血常规,如血白细胞计数低于 $3 \times 10^9/L$ 或中性粒细胞计数低于 $1.5 \times 10^9/L$,应考虑停药,并给予升白药物。②如伴咽痛、发热、皮疹等症状须立即停药。③药疹较常见,可用抗组胺药控制,不必停药,发生严重皮疹时应立即停药,以免发生剥脱性皮炎。④发生肝坏死、中毒性肝炎、精神病、狼疮样综合征、胆汁淤滞综合征、味觉丧失等应立即停药进行治疗。

(三)休息与活动

评估患者目前的活动情况,与患者共同制订日常活动计划。不宜剧烈活动,活动时以不感疲劳为好,适当休息,保证充足睡眠,防止病情加重。如有心力衰竭或严重感染者应严格卧床休息。

(四)环境

保持病室安静,避免嘈杂,限制探视时间,告知家属不宜提供兴奋、刺激的信息,以减少患者激动、易怒的精神症状。甲亢患者因怕热多汗,应安排通风良好的环境,夏天使用空调,保持室温凉爽而恒定。

(五)生活护理

协助患者完成日常的生活护理,如洗漱、进餐、如厕等。对大量出汗的患者,加强皮肤护理,应随时更换浸湿的衣服及床单,防止受凉。

(六)心理护理

耐心细致地解释病情,提高患者对疾病的认知水平,让患者及其家属了解其情绪、性格改变是暂时的,可因治疗而得到改善,鼓励患者表达内心感受,理解和同情患者,建立互信关系。与患者共同探讨控制情绪和减轻压力的方法,指导和帮助患者正确处理生活中的突发事件。

(七)病情观察

观察患者精神状态和手指震颤情况,注意有无焦虑、烦躁、心悸等甲亢加重的表现,必要时使用镇静剂。

(八)眼部护理

采取保护措施,预防眼睛受到刺激和伤害。外出戴深色眼镜,减少光线、灰尘和异物的侵害。经常用眼药水湿润眼睛,避免过度干燥;睡前涂抗生素眼膏,眼睑不能闭合者用无菌纱布或眼罩覆盖双眼。指导患者当眼睛有异物感、刺痛或流泪时,勿用手直接揉眼睛。睡眠或休息时,抬高头部,使眶内液回流减少,减轻球后水肿。

七、健康指导

(一)疾病知识指导

为患者讲解有关甲亢的疾病知识,指导患者注意加强自我保护,上衣领宜宽松,避免压迫甲状腺,严禁用手挤压甲状腺以免 TH 分泌过多,加重病情。对有

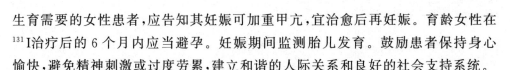

生育需要的女性患者,应告知其妊娠可加重甲亢,宜治愈后再妊娠。育龄女性在^{131}I治疗后的 6 个月内应当避孕。妊娠期间监测胎儿发育。鼓励患者保持身心愉快,避免精神刺激或过度劳累,建立和谐的人际关系和良好的社会支持系统。

(二)患者用药指导

坚持遵医嘱按剂量、按疗程服药,不可随意减量或停药。对妊娠期甲亢患者,应指导其避免各种对母亲及胎儿造成影响的因素,宜选用抗甲状腺药物治疗,禁用^{131}I治疗,慎用普萘洛尔。产后如需继续服药,则不宜哺乳。

(三)定期监测及复查

指导患者服用抗甲状腺药物,开始 3 个月,每周检查血常规 1 次,每隔 1～2 个月做甲状腺功能测定,每天清晨卧床时自测脉搏,定期测量体重。脉搏减慢、体重增加是治疗有效的标志。若出现高热、恶心、呕吐、不明原因腹泻、突眼加重等症状,警惕甲状腺危象可能,应及时就诊。指导患者出院后定期复查甲状腺功能、甲状腺彩超等。

第二节　甲状腺功能减退症

甲状腺功能减退症(简称甲减)是由各种原因导致的甲状腺激素合成和分泌减少(低甲状腺激素血症),或组织利用不足(甲状腺激素抵抗)而引起的全身性低代谢并伴各系统功能减退的综合征。其病理征表现为黏液性水肿。起病于胎儿或新生儿的甲减称为呆小病,常伴有智力障碍和发育迟缓。起病于成人者称成年型甲减。本节主要介绍成年型甲减。

一、病因

(一)自身免疫损伤

常见于自身免疫性甲状腺炎引起 TH 合成和分泌减少。

(二)甲状腺破坏

甲状腺切除术后、^{131}I治疗后导致的甲状腺功能减退。

(三)中枢性甲减

由垂体外照射、垂体大腺瘤、颅咽管瘤及产后大出血引起的促甲状腺激素释放激素(TRH)和促甲状腺激素(TSH)产生和分泌减少所致。

(四)碘过量

可引起具有潜在性甲状腺疾病者发生甲减,也可诱发和加重自身免疫性甲状腺炎。

(五)抗甲状腺药物使用

硫脲类药物、锂盐等可抑制 TH 合成。

二、临床表现

甲减多病程较长、病情轻或早期可无症状,其临床表现与甲状腺激素缺乏的程度有关。

(一)一般表现

1.基础代谢率降低

体温偏低、怕冷,易疲倦、无力,水肿、体重增加,反应迟钝、健忘、嗜睡等。

2.黏液性水肿面容

面部虚肿、面色苍白或呈姜黄色,部分患者鼻唇增厚、表情淡漠、声音低哑、说话慢且发音不清。

3.皮肤及附属结构

皮肤苍白、干燥、粗糙少光泽,肢体凉。少数病例出现胫前黏液性水肿。指甲生长缓慢、厚脆,表面常有裂纹,毛发稀疏干燥、眉毛外 1/3 脱落。

(二)各系统表现

1.心血管系统

主要表现为心肌收缩力减弱、心动过缓、心排血量降低。久病者由于胆固醇增高,易并发冠心病,10%的患者伴发高血压。

2.消化系统

主要表现为便秘、腹胀、畏食等,严重者可出现麻痹性肠梗阻或黏液水肿性巨结肠。

3.内分泌生殖系统

主要表现为性欲减退,女性常有月经过多或闭经情况。

4.肌肉与关节

主要表现为肌肉乏力,暂时性肌强直、痉挛和疼痛等。

5.血液系统

主要表现为贫血。

6.黏液水肿性昏迷

主要表现为低体温(<35 ℃)、嗜睡、呼吸减慢、心动过缓、血压下降、四肢肌肉松弛、腱反射减弱或消失、血压明显降低,甚至发生昏迷、休克而危及生命。

三、辅助检查

(一)实验室检查

血常规检查、血生化检查、尿常规检查、甲状腺功能检查。

(二)影像学及其他检查

颈部 B 超检查、心电图检查、胸部 X 线检查、头 MRI 检查、头 CT 检查。

四、处理原则及治疗要点

(一)替代治疗

首选左甲状腺素钠片口服。替代治疗时,需从最小剂量开始用药,之后根据 TSH 目标调整剂量,逐渐纠正甲减而不产生明显不良反应,使血 TSH 和 TH 水平恒定在正常范围内。

(二)对症治疗

有贫血者补充铁剂、维生素 B_{12}、叶酸等。胃酸分泌过少者补充稀盐酸,与 TH 合用疗效好。

(三)亚临床甲减的处理

亚临床甲减引起的血脂异常可导致动脉粥样硬化,部分亚临床甲减也可发展为临床甲减。目前认为只要患者有高胆固醇血症、血清 TSH>10 mU/L,就需要给予左甲状腺素钠片进行替代治疗。

(四)黏液性水肿昏迷的治疗

(1)立即静脉补充 TH,清醒后改口服维持治疗。

(2)保持呼吸道通畅,吸氧,同时给予保暖。

(3)糖皮质激素持续静脉滴注,待患者清醒后逐渐减量、停药。根据需要补液。

(4)祛除诱因,治疗原发病。

五、护理评估

(一)病史

(1)详细了解患者患病的起始时间,有无诱因,发病的缓急,主要症状及其特点。

（2）评估患者有无进食异常或营养异常，有无排泄功能异常和体力减退等。

（3）评估患者有无失眠、瞌睡、记忆力下降、注意力不集中、畏寒、手足搐搦、四肢感觉异常或麻痹等症状。

（4）评估患者既往检查情况，是否遵从医嘱治疗，用药及治疗效果。

（5）询问患者家族有无类似疾病发生。

(二)身体状况

（1）观察有无体温降低、脉搏减慢等体征。

（2）观察患者有无记忆力减退、反应迟钝和表情淡漠等表现。

（3）观察患者皮肤有无干燥发凉、粗糙脱屑、毛发脱落和黏液性水肿等表现。

（4）有无畏食、腹胀和便秘等。

（5）有无肌肉乏力、暂时性肌强直、痉挛、疼痛等表现，有无关节病变。

（6）有无心肌收缩力减弱、心动过缓、心排血量下降等表现。

(三)心理-社会状况

（1）评估患者患病后的精神、心理变化。

（2）评估疾病对患者日常生活、学习或工作、家庭的影响，是否适应角色的转变。

（3）评估患者对疾病的认知程度。

（4）评估社会支持系统，如家庭成员、经济状况等能否满足患者的医疗护理需求。

六、护理措施

(一)心理护理

多与患者接触交流，鼓励患者表达其感受，交谈时语言温和，耐心倾听，消除患者的陌生感和紧张感。耐心向患者解释病情，消除紧张和顾虑，保持一个健康的心态，积极面对疾病，使其积极配合治疗，树立信心。

(二)饮食护理

给予高维生素、高蛋白、低钠、低脂饮食。宜进食粗纤维食物，促进排便。桥本甲状腺炎所致的甲减应避免摄取含碘食物和药物，以免诱发严重的黏液性水肿。

(三)低体温护理

(1)保持室内空气新鲜,每天通风,调节室温在 22～24 ℃,注意保暖。可通过添加衣服,包裹毛毯,睡眠时加盖棉被,冬季外出时戴手套、穿棉鞋,以避免着凉。

(2)注意监测生命体征变化,观察有无体温过低、心律失常等表现,并给予及时处理。

(四)便秘护理

指导患者每天定时排便,养成规律的排便习惯。适当地按摩腹部,多进食富含粗纤维的蔬菜、水果、全麦制品。根据患者病情、年龄进行适度的运动,如慢走、慢跑,促进胃肠蠕动。

(五)用药护理

通常需要终身服药,从小剂量开始,逐渐加量至达到完全替代剂量。空腹或餐前 30 分钟口服,一般与其他药物分开服用。如用泻剂,观察排便的次数、量,有无腹痛、腹胀等麻痹性肠梗阻的表现。

(六)黏液水肿昏迷的护理

(1)应立即建立静脉通路,给予急救药物。

(2)保持呼吸道通畅,给予吸氧,必要时配合气管插管术或气管切开术。

(3)监测生命体征和动脉血气分析的变化,记录 24 小时出入液量。

(4)给予保暖,避免局部热敷,以免烫伤和加重循环不良。

七、健康指导

(一)疾病知识指导

讲解疾病发生原因及注意事项,如地方性缺碘者可采用碘化盐。药物引起者应调整剂量或停药。注意个人卫生,注意保暖,避免在人群集中的地方停留时间过长,预防感染和创伤。慎用催眠、镇静、止痛等药物。

(二)饮食原则

遵循高蛋白、高维生素、低钠、低脂肪的饮食原则。

(三)药物指导

向其解释终身坚持服药的必要性。不可随意停药或更改剂量,否则可能导致心血管疾病,如心肌缺血、心肌梗死或充血性心力衰竭。替代治疗效果最佳的指标为血 TSH 恒定在正常范围内,长期行替代治疗者宜每 6～12 个月检测 1 次。对有心脏病、高血压、肾炎的患者,注意剂量的调整。服用利尿剂时,指导患者记录 24 小时出入量。

(四)病情观察

观察患者的症状和体征改善情况,如出现明显的药物不良反应或并发症,应及时给予处置。讲解黏液性水肿昏迷发生的原因及表现,若出现低血压、心动过缓、体温<35 ℃等,应及时就医。指导患者自我监测甲状腺激素服用过量的症状,如出现多食消瘦、脉搏>100 次/分、心律失常、体重减轻、发热、大汗、情绪激动等情况,及时报告医师。指导患者定期复查肝肾功能、甲状腺功能、血常规、心电图等。

(五)定期复查甲状腺功能

药物治疗开始后 4～8 周或剂量调整后检测 TSH,TSH 恢复正常后每 6～12 个月检查 1 次甲状腺功能。监测体重,以了解病情控制情况,及时调整用药剂量。

第三节　糖　尿　病

糖尿病(diabetes mellitus,DM)是一组由多病因引起的以慢性高血糖为特征的代谢性疾病,是由胰岛素分泌和(或)作用缺陷所引起。糖尿病是常见病、多发病。据国际糖尿病联盟统计,2011 年全球有糖尿病患者 3.66 亿,比 2010 年的 2.85 亿增加近 30%。我国成年人糖尿病患病率达 9.7%,而糖尿病前期的比例更高达 15.5%。因此,糖尿病是严重威胁人类健康的世界性公共卫生问题。

一、分型

(一)1 型糖尿病

胰岛 β 细胞破坏,常导致胰岛素绝对缺乏。

(二)2 型糖尿病

从以胰岛素抵抗为主伴胰岛素分泌不足到以胰岛素分泌不足为主伴胰岛素抵抗。

(三)其他特殊类型糖尿病

其他特殊类型糖尿病指病因相对比较明确,如胰腺炎、库欣综合征等引起的一些高血糖状态。

(四)妊娠期糖尿病

妊娠期糖尿病指妊娠期间发生的不同程度的糖代谢异常。

二、病因与发病机制

糖尿病的病因和发病机制至今未完全阐明。总的来说,遗传因素及环境因素共同参与其发病过程。胰岛素由胰岛 β 细胞合成和分泌,经血液循环到达体内各组织器官的靶细胞,与特异受体结合并引发细胞内物质代谢效应。该过程中任何一个环节发生异常,均可导致糖尿病。

(一)1 型糖尿病

1.遗传因素

遗传因素在 1 型糖尿病发病中起重要作用。

2.环境因素

糖尿病可能与病毒感染、化学毒物和饮食因素有关。

3.自身免疫

有证据支持 1 型糖尿病为自身免疫性疾病。

4.1 型糖尿病的自然史

1 型糖尿病的发生发展经历以下阶段。

(1)个体具有遗传易感性,临床无任何异常。

(2)某些触发事件,如病毒感染引起少量 β 细胞破坏并启动自身免疫过程。

(3)出现免疫异常,可检测出各种胰岛细胞抗体。

(4)β 细胞数目开始减少,仍能维持糖耐量正常。

(5)β 细胞持续损伤达到一定程度时(通常只残存 10%～20% 的 β 细胞),胰岛素分泌不足,出现糖耐量降低或临床糖尿病,需用外源胰岛素治疗。

(6)β 细胞几乎完全消失,需依赖外源胰岛素维持生命。

(二)2 型糖尿病

1.遗传因素与环境因素

有资料显示遗传因素主要影响 β 细胞功能。环境因素包括年龄增加、现代生活方式改变、营养过剩、体力活动不足、子宫内环境以及应激、化学毒物等。

2.胰岛素抵抗和β细胞功能缺陷

胰岛素抵抗是指胰岛素作用的靶器官对胰岛素作用的敏感性降低。β细胞功能缺陷主要表现为胰岛素分泌异常。

3.糖耐量减低和空腹血糖调节受损

糖耐量减低是葡萄糖不耐受的一种类型。空腹血糖调节受损是指一类非糖尿病性空腹血糖异常,其血糖浓度高于正常,但低于糖尿病的诊断值。目前认为两者均为糖尿病的危险因素,是发生心血管病的危险标志。

4.临床糖尿病

达到糖尿病的诊断标准(表 6-1)。

表 6-1　糖尿病诊断标准(WHO)

诊断标准	静脉血浆葡萄糖水平
(1)糖尿病症状+随机血糖或	≥11.1 mmol/L
(2)空腹血浆血糖(FPG)或	≥7.0 mmol/L
(3)葡萄糖负荷后两小时血糖(2 小时 PG)	≥11.1 mmol/L
无糖尿病症状者,需改天重复检查,但不做第 3 次 OGTT	

注:空腹的定义是至少 8 小时没有热量的摄入;随机是指一天当中的任意时间而不管上次进餐的时间及食物摄入量。

三、临床表现

(一)代谢紊乱综合征

1."三多一少"

多饮、多食、多尿和体重减轻。

2.皮肤瘙痒

患者常有皮肤瘙痒,女性患者可出现外阴瘙痒。

3.其他症状

四肢酸痛、麻木、腰痛、性欲减退、月经失调、便秘和视物模糊等。

(二)并发症

1.糖尿病急性并发症

(1)糖尿病酮症酸中毒(diabetic ketoacidosis,DKA):为最常见的糖尿病急症,以高血糖、酮症和酸中毒为主要表现。DKA 最常见的诱因是感染,其他诱因:胰岛素治疗中断或不适当减量、饮食不当、各种应激及酗酒等。临床表现为早期三多一少,症状加重;随后出现食欲缺乏、恶心、呕吐,多尿、口干、头痛、嗜睡,呼吸深快,呼气中有烂苹果味(丙酮);后期严重失水、尿量减少、眼球下陷、皮肤黏膜干燥、血压下降、心率加快、四肢厥冷;晚期出现不同程度意识障碍。

(2)高渗高血糖综合征:是糖尿病急性代谢紊乱的另一临床类型,以严重高血糖、高血浆渗透压、脱水为特点,无明显酮症酸中毒,患者常有不同程度的意识障碍或昏迷。本病起病缓慢,最初表现为多尿、多饮,但多食不明显或反而食欲缺乏;随病情进展出现严重脱水和神经精神症状,患者反应迟钝、烦躁或淡漠、嗜睡,逐渐陷入昏迷、出现抽搐,晚期尿少甚至尿闭,但无酸中毒样深大呼吸。与DKA 相比,失水更为严重、神经精神症状更为突出。

(3)感染性疾病:糖尿病容易并发各种感染,血糖控制差者更易发生,病情也更严重。

(4)低血糖:一般将血糖≤2.8 mmol/L 作为低血糖的诊断标准,而糖尿病患者血糖值≤3.9 mmol/L 就属于低血糖范畴。低血糖有两种临床类型,即空腹低血糖和餐后(反应性)低血糖。低血糖的临床表现呈发作性,具体分为两类:①自主(交感)神经过度兴奋表现为多有出汗、颤抖、心悸、紧张、焦虑、饥饿、流涎、软弱无力、面色苍白、心率加快、四肢冰凉和收缩压轻度升高等。②脑功能障碍表现为初期表现为精神不集中、思维和语言迟钝、头晕、嗜睡、视物不清、步态不稳,后可有幻觉、躁动、易怒、性格改变、认知障碍,严重时发生抽搐和昏迷。

2.糖尿病慢性并发症

(1)微血管病变:这是糖尿病的特异性并发症。微血管病变主要发生在视网膜、肾、神经和心肌组织,尤其以肾脏和视网膜病变最为显著。

(2)大血管病变:这是糖尿病最严重、突出的并发症,主要表现为动脉粥样硬化。动脉粥样硬化主要侵犯主动脉、冠状动脉、脑动脉、肾动脉和肢体外周动脉等。

(3)神经系统并发症:以周围神经病变最常见,通常为对称性,下肢较上肢严重,病情进展缓慢。患者常先出现肢端感觉异常,如呈袜子或手套状分布,伴麻木、烧灼、针刺感或如踏棉垫感,可伴痛觉过敏、疼痛;后期可有运动神经受累,出现肌力减弱甚至肌萎缩和瘫痪。

(4)糖尿病足:指与下肢远端神经异常和不同程度周围血管病变相关的足部溃疡、感染和(或)深层组织破坏,主要表现为足部溃疡、坏疽。糖尿病足是糖尿病最严重且需治疗费用最多的慢性并发症之一,是糖尿病非外伤性截肢的最主要原因。

(5)其他:糖尿病还可引起黄斑病、白内障、青光眼、屈光改变和虹膜睫状体病变等。牙周病是最常见的糖尿病口腔并发症。

在我国,糖尿病是导致成人失明、非创伤性截肢的主要原因;心血管疾病是使糖尿病患者致残、致死的主要原因。

四、辅助检查

(一)尿糖测定

尿糖受肾糖阈的影响。尿糖呈阳性只提示血糖值超过肾糖阈(大约 10 mmol/L),尿糖呈阴性不能排除糖尿病可能。

(二)血糖测定

血糖测定的方法有静脉血葡萄糖测定、毛细血管血葡萄糖测定和 24 小时动态血糖测定3 种。前者用于诊断糖尿病,后两种仅用于糖尿病的监测。

(三)口服葡萄糖耐量试验

当血糖高于正常范围而又未达到诊断糖尿病标准时,须进行口服葡萄糖耐量试验(OGTT)。OGTT 应在无摄入任何热量 8 小时后,清晨空腹进行,75 g 无水葡萄糖,溶于 250～300 mL 水中,5～10 分钟内饮完,空腹及开始饮葡萄糖水后 2 小时测静脉血浆葡萄糖。儿童服糖量按1.75 g/kg计算,总量不超过 75 g。

(四)糖化血红蛋白 A₁ 测定

糖化血红蛋白 A_1 测定:其测定值者取血前 8～12 周血糖的总水平,是糖尿病病情控制的监测指标之一,正常值是 3%～6%。

(五)血浆胰岛素和 C 肽测定

主要用于胰岛 β 细胞功能的评价。

(六)其他

根据病情需要选用血脂、肝肾功能等常规检查,急性严重代谢紊乱时的酮体、电解质、酸碱平衡检查,心、肝、肾、脑、眼科以及神经系统的各项辅助检查等。

五、治疗要点

糖尿病管理须遵循早期和长期、积极而理性、综合治疗和全面达标、治疗措施个体化等原则。国际糖尿病联盟(IDF)提出糖尿病综合管理 5 个要点(有"五驾马车"之称):糖尿病健康教育、医学营养治疗、运动治疗、血糖监测和药物治疗。

(一)健康教育

健康教育是重要的基础管理措施,是决定糖尿病管理成败的关键。每位糖尿病患者均应接受全面的糖尿病教育,充分认识糖尿病并掌握自我管理技能。

(二)医学营养治疗

医学营养治疗是糖尿病基础管理措施,是综合管理的重要组成部分。详见饮食护理。

(三)运动疗法

在糖尿病的管理中占重要地位,尤其对肥胖的 2 型糖尿病患者,运动可增加胰岛素敏感性,有助于控制血糖和体重。运动的原则是适量、经常性和个体化。

(四)药物治疗

1.口服药物治疗

(1)促胰岛素分泌剂。①磺脲类药物:其作用不依赖于血糖浓度。常用的有格列苯脲、格列吡嗪、格列齐特、格列喹酮和格列苯脲等。②非磺脲类药物:降血糖作用快而短,主要用于控制餐后高血糖,如瑞格列奈和那格列奈。

(2)增加胰岛素敏感性药物。①双胍类:常用的药物有二甲双胍。二甲双胍通常每天剂量 $500\sim1\,500$ mg,分 $2\sim3$ 次口服,最大剂量不超过每天 2 g。②噻唑烷二酮类:也称格列酮类,有罗格列酮和吡格列酮两种制剂。

(3)α-葡萄糖苷酶抑制剂:作为 2 型糖尿病第一线药物,尤其适用于空腹血糖正常(或偏高)而餐后血糖明显升高者。常用药物有阿卡波糖和伏格列波糖。

2.胰岛素治疗

胰岛素治疗是控制高血糖的重要和有效手段。

(1)适应证:①1 型糖尿病。②合并各种严重的糖尿病急性或慢性并发症。③处于应激状态,如手术、妊娠和分娩等。④2 型糖尿病血糖控制不满意,β细胞功能明显减退者。⑤某些特殊类型糖尿病。

(2)制剂类型:按作用快慢和维持作用时间长短,可分为速效、短效、中效、长效和预混胰岛素 5 类。根据胰岛素的来源不同,可分为动物胰岛素、人胰岛素和胰岛素类似物。

(3)使用原则:①胰岛素治疗应在综合治疗基础上进行。②胰岛素治疗方案应力求模拟生理性胰岛素分泌模式。③从小剂量开始,根据血糖水平逐渐调整。

(五)人工胰

人工胰由血糖感受器、微型电子计算机和胰岛素泵组成。目前尚未广泛应用。

(六)胰腺和胰岛细胞移植

治疗对象主要为 1 型糖尿病患者,目前尚局限于伴终末期肾病的患者。

(七)手术治疗

部分国家已将减重手术(代谢手术)推荐为肥胖 2 型糖尿病患者的可选择的治疗方法之一,我国也已开展这方面的治疗。

(八)糖尿病急性并发症的治疗

1.糖尿病酮症酸中毒

对于早期酮症患者,仅需给予足量短效胰岛素和口服液体,严密观察病情,严密监测血糖、血酮变化,调节胰岛素剂量。对于出现昏迷的患者应立即抢救,具体方法如下。

(1)补液:是治疗的关键环节。基本原则是"先快后慢,先盐后糖"。在 1~2 小时内输入0.9%氯化钠溶液 1 000~2 000 mL,前 4 小时输入所计算失水量的 1/3。24 小时输液量应包括已失水量和部分继续失水量,一般为 4 000~6 000 mL,严重失水者可达 6 000~8 000 mL。

(2)小剂量胰岛素治疗:每小时 0.1 U/kg 的短效胰岛素加入生理盐水中持续静脉滴注或静脉泵入。根据血糖值调节胰岛素的泵入速度,血糖下降速度一般以每小时 3.9~6.1 mmol/L(70~110 mg/dL)为宜,每 1~2 小时复查血糖;病情稳定后过渡到胰岛素常规皮下注射。

(3)纠正电解质及酸碱平衡失调:①轻度酸中毒一般不必补碱。补碱指征为血 pH<7.1,HCO_3^-<5 mmol/L。应采用等渗碳酸氢钠(1.25%~1.4%)溶液。补碱不宜过多、过快,以避免诱发或加重脑水肿。②根据血钾和尿量补钾。

(4)防治诱因和处理并发症:如休克、严重感染、心力衰竭、心律失常、肾衰竭、脑水肿和急性胃扩张等。

2.高渗高血糖综合征

治疗原则同 DKA。严重失水时,24 小时补液量可达 6 000~10 000 mL。

3.低血糖

对轻至中度的低血糖,口服糖水或含糖饮料,进食面包、饼干、水果等即可缓解。重者和疑似低血糖昏迷的患者,应及时测定毛细血管血糖,甚至无须血糖结果,及时给予 50%葡萄糖 60~100 mL 静脉注射,继以 5%~10%葡萄糖液静脉滴注。另外,应积极寻找病因,对因治疗。

(九)糖尿病慢性并发症的治疗

1.糖尿病足

控制高血糖、血脂异常和高血压,改善全身营养状况和纠正水肿等;神经性足溃疡给予规范的伤口处理;给予扩血管和改善循环治疗;有感染出现时给予抗感染治疗;必要时行手术治疗。

2.糖尿病高血压

血脂紊乱和大血管病变,要控制糖尿病患者血压<17.3/10.7 kPa(130/80 mmHg);如尿蛋白排泄量达到 1 g/24 h,血压应控制低于 16.7/10.0 kPa(125/75 mmHg)。低密度脂蛋白胆固醇(LDL-C)的目标值为<2.6 mmol/L。

3.糖尿病肾病

早期筛查微量蛋白尿及评估 GFR。早期应用血管紧张素转化酶抑制剂或血管紧张素 Ⅱ 受体拮抗剂,除可降低血压外,还可减轻微量清蛋白尿和使 GFR下降缓慢。

4.糖尿病视网膜病变

定期检查眼底,必要时尽早使用激光进行光凝治疗。

5.糖尿病周围神经病变

早期严格控制血糖并保持血糖稳定是糖尿病神经病变最重要和有效的防治方法。在综合治疗的基础上,采用多种维生素及对症治疗可改善症状。

六、护理措施

(一)一般护理

1.饮食护理

应帮助患者制订合理、个性化的饮食计划,并鼓励和督促患者坚持执行。

(1)制订总热量。①计算理想体重(简易公式法):理想体重(kg)=身高(cm)-105。②计算总热量:成年人休息状态下每天每千克理想体重给予热量105～126 kJ,轻体力劳动 126～147 kJ,中度体力劳动 147～167 kJ,重体力劳动>167 kJ。儿童、孕妇、乳母、营养不良和消瘦以及伴有消耗性疾病者应酌情增加,肥胖者酌减,使体重逐渐恢复至理想体重的±5%左右。

(2)食物的组成和分配。①食物组成:总的原则是高碳水化合物、低脂肪、适量蛋白质和高纤维的膳食。碳水化合物所提供的热量占饮食总热量的50%～60%,蛋白质的摄入量占供能比的 10%～15%,脂肪所提供的热量不超过总热量的 30%,饱和脂肪酸不应超过总热量的 7%,每天胆固醇摄入量宜<300 mg。

②确定每天饮食总热量和碳水化合物、脂肪、蛋白质的组成后,按每克碳水化合物、蛋白质产热 16.7 kJ,每克脂肪产热 37.7 kJ,将热量换算为食品后制订食谱,可按每天三餐分配为 1/5、2/5、2/5 或 1/3、1/3、1/3。

(3)注意事项。①超重者,禁食油炸、油煎食物,炒菜宜用植物油,少食动物内脏、蟹黄、蛋黄、鱼子、虾子等含胆固醇高的食物。②每天食盐摄入量应<6 g,限制摄入含盐高的食物,如加工食品、调味酱等。③严格限制各种甜食:包括各种糖果、饼干、含糖饮料、水果等。为满足患者口味,可使用甜味剂。对于血糖控制较好者,可在两餐之间或睡前加水果,例如,苹果、梨、橙子等。④限制饮酒量,尽量不饮白酒,不宜空腹饮酒。每天饮酒量≤1 份标准量(1 份标准量为啤酒 350 mL 或红酒 150 mL 或低度白酒 45 mL,各约含乙醇 15 g)。

2.运动护理

(1)糖尿病患者运动锻炼的原则:有氧运动、持之以恒和量力而行。

(2)运动方式的选择:有氧运动为主,如散步、慢跑、快走、骑自行车、做广播体操、打太极拳和球类活动等。

(3)运动量的选择:合适的运动强度为活动时患者的心率达到个体 60% 的最大氧耗量,简易计算方法:心率=170-年龄。

(4)运动时间的选择:最佳运动时间是餐后 1 小时(以进食开始计时)。每天安排一定量的运动,至少每周 3 次。每次运动时间 30～40 分钟,包括运动前作准备活动和运动结束时的整理运动时间。

(5)运动的注意事项:①不宜空腹时进行,运动过程应补充水分,携带糖果,出现低血糖症状时,立即食用。②运动过程中出现胸闷、胸痛、视物模糊等应立即停止运动,并及时处理。③血糖>14 mmol/L,应减少活动,增加休息。④随身携带糖尿病卡以备急需。⑤运动时,穿宽松的衣服,棉质的袜子和舒适的鞋子,可以有效排汗和保护双脚。

(二)用药护理

1.口服用药的护理

指导患者正确服用口服降糖药,了解各类降糖药的作用、剂量、用法、不良反应和注意事项。

(1)口服磺脲类药物的护理:①协助患者于早餐前 30 分钟服用,每天多次服用的磺脲类药物应在餐前 30 分钟服用。②严密观察药物的不良反应。最主要的不良反应是低血糖,护士应教会患者正确识别低血糖的症状及如何及时应对和选择医疗支持。③注意药物之间的协同与拮抗。水杨酸类、磺胺类、保泰松、利血平、β受体阻滞剂等药物与磺脲类药物合用时会产生协同作用,增强后者的降糖作用;噻嗪类利尿剂、呋塞米、依他尼酸、糖皮质激素等药物与磺脲类药物合用时会产生拮抗作用,降低后者的降糖作用。

(2)口服双胍类药物的护理:①指导患者餐中或餐后服药。②如出现轻微胃肠道反应,给予患者讲解和指导,以减轻患者的紧张或恐惧心理。③用药期间限制饮酒。

(3)口服α-葡萄糖苷酶抑制剂类药物的护理:①应与第一口饭同时服用。②本药的不良反应有腹部胀气、排气增多或腹泻等症状,在继续使用或减量后消失。③服用该药时,如果饮食中淀粉类比例太低,而单糖或啤酒过多则疗效不佳。④出现低血糖时,应直接给予葡萄糖口服或静脉注射,进食淀粉类食物无效。

(4)口服噻唑烷二酮类药物的护理:①每天服用1次,可在餐前、餐中、餐后任何时间服用,但服药时间应尽可能固定。②密切观察有无水肿、体重增加等不良反应,缺血性心血管疾病的风险增加,一旦出现应立即停药。③如果发现食欲缺乏等情况,警惕肝功能损害。

2.使用胰岛素的护理

(1)胰岛素的保存:①未开封的胰岛素放于冰箱4～8 ℃冷藏保存,勿放在冰箱门上,以免震荡受损。②正在使用的胰岛素在常温下(≤28 ℃)可使用28天,无须放入冰箱。③运输过程尽量保持低温,避免过热、光照和剧烈晃动等,否则可因蛋白质凝固变性而失效。

(2)胰岛素的注射途径:包括静脉注射和皮下注射。注射工具有胰岛素专用注射器、胰岛素笔和胰岛素泵。

(3)胰岛素的注射部位:皮下注射胰岛素时,宜选择皮肤疏松部位,如上臂三角肌、臀大肌、大腿前侧、腹部等。进行运动锻炼时,不要选择大腿、臂部等要活动的部位注射。注射部位要经常更换,如在同一区域注射,必须与上次注射部位相距1 cm以上,选择无硬结的部位。

(4)胰岛素不良反应的观察与处理:①低血糖反应。②变态反应表现为注射部位瘙痒,继而出现荨麻疹样皮疹,全身性荨麻疹少见。处理措施包括更换高纯胰岛素,使用抗组胺药及脱敏疗法,严重反应者中断胰岛素治疗。③注射部位皮下脂肪萎缩或增生时,采用多点、多部位皮下注射和及时更换针头可预防其发生。若发生则停止注射该部位后可缓慢自然恢复。④胰岛素治疗初期可发生轻度水肿,以颜面和四肢多见,可自行缓解。⑤部分患者出现视物模糊,多为晶状体屈光改变,常于数周内自然恢复。⑥体重增加以老年2型糖尿病患者多见,多引起腹部肥胖。护士应指导患者配合饮食、运动治疗控制体重。

(5)使用胰岛素的注意事项:①准确执行医嘱,按时注射。对40 U/mL和100 U/mL两种规格的胰岛素,使用时应注意注射器与胰岛素浓度的匹配。②长、短效或中、短效胰岛素混合使用时,应先抽吸短效胰岛素,再抽吸长效胰岛素,然后混匀,禁忌反向操作。③注射胰岛素时应严格无菌操作,防止发生感染。④胰岛素治疗的患者,应每天监测血糖2~4次,出现血糖波动过大或过高,及时通知医师。⑤使用胰岛素笔时要注意笔与笔芯是否匹配,每次注射前确认笔内是否有足够的剂量,药液是否变质。每次注射前安置新针头,使用后丢弃。⑥用药期间定期检查血糖、尿常规、肝肾功能、视力、眼底视网膜血管、血压及心电图等,了解病情及糖尿病并发症的情况。⑦指导患者配合糖尿病饮食和运动治疗。

(三)并发症的护理

1.低血糖的护理

(1)加强预防:①指导患者应用胰岛素和胰岛素促分泌剂,从小剂量开始,逐渐增加剂量,谨慎调整剂量。②指导患者定时定量进餐,如果进餐量较少,应相应减少药物剂量。③指导患者运动量增加时,运动前应增加额外的碳水化合物的摄入。④乙醇能直接导致低血糖,应指导患者避免酗酒和空腹饮酒。⑤容易在后半夜及清晨发生低血糖的患者,晚餐适当增加主食或含蛋白质较高的食物。

(2)症状观察和血糖监测:观察患者有无低血糖的临床表现,尤其是服用胰岛素促分泌剂和注射胰岛素的患者。对老年患者的血糖不宜控制过严,一般空腹血糖≤7.8 mmol/L,餐后血糖≤11.1 mmol/L即可。

(3)急救护理:一旦确定患者发生低血糖,应尽快给予糖分补充,解除脑细胞缺糖状态,并帮助患者寻找诱因,给予健康指导,避免再次发生。

2.高渗高血糖综合征的护理

(1)预防措施:定期监测血糖,应激状况时每天监测血糖。合理用药,不要随意减量或停药。保证充足的水分摄入。

(2)病情监测:严密观察患者的生命体征、意识和瞳孔的变化,记录24小时出入液量等。遵医嘱定时监测血糖、血钠和渗透压的变化。

(3)急救配合与护理:①立即开放两条静脉通路,准确执行医嘱,输入胰岛素,按照正确的顺序和速度输入液体。②绝对卧床休息,注意保暖,给予患者持续低流量吸氧。③加强生活护理,尤其是口腔护理、皮肤护理。④昏迷者按昏迷常规护理。

3.糖尿病足的预防与护理

(1)足部观察与检查:①每天检查双足1次,视力不佳者,亲友可代为检查。②了解足部有无感觉减退、麻木、刺痛感;观察足部的皮肤温度、颜色及足背动脉搏动情况。③注意检查趾甲、趾间、足底皮肤有无红肿、破溃、坏死等损伤。④定期做足部保护性感觉的测试,常用尼龙单丝测试。

(2)日常保护措施:保持足部清洁,避免感染,每天清洗足部1次,10分钟左右;水温适宜,不能烫脚;洗完后用柔软的浅色毛巾擦干,尤其是脚趾间;皮肤干燥者可涂护肤软膏,但不要太油,不能常用。

(3)预防外伤:①指导患者不能赤足走路,外出时不能穿拖鞋和凉鞋,不能光脚穿鞋,禁忌穿高跟鞋和尖头鞋,防止脚受伤。②应帮助视力不好的患者修剪趾甲,趾甲修剪与脚趾平齐,并锉圆边缘尖锐部分。③冬天不要使用热水袋、电热毯或烤灯保暖,防止烫伤,同时应注意预防冻伤。夏天注意避免蚊虫叮咬。④避免足部针灸、修脚等,防止意外感染。

(4)选择合适的鞋袜:①指导患者选择厚底、圆头、宽松、系鞋带的鞋子;鞋子的面料以软皮、帆布或布面等透气性好的面料为佳;购鞋时间最好是下午,需穿袜子试穿,新鞋第1次穿20～30分钟,之后再延长穿鞋时间。②袜子选择以浅色、弹性好、吸汗、透气及散热好的棉质袜子为佳,大小适中、无破洞和不粗糙。

(5)促进肢体血液循环:①指导患者步行和进行腿部运动(如提脚尖,即脚尖提起、放下,重复20次。试着以单脚承受全身力量来做)。②避免盘腿坐或跷二郎腿。

(6)积极控制血糖,说服患者戒烟:足溃疡的教育应从早期指导患者控制和监测血糖开始。同时告知患者戒烟,因吸烟会导致局部血管收缩而促进足溃疡的发生。

(7)及时就诊:如果伤口出现感染或久治不愈,应及时就医,进行专业处理。

(四)心理护理

糖尿病患者常见的心理特征有:否定、怀疑、恐惧紧张、焦虑烦躁、悲观抑郁、轻视麻痹、愤怒拒绝和内疚混乱等。针对以上特征,护理人员应对患者进行有针对性的心理护理。糖尿病患者的心理护理因人而异,但对每一个患者,护士都要做到以和蔼可亲的态度进行耐心细致、科学专业的讲解。

(1)当患者拒绝承认患病事实时,护士应耐心主动地向患者讲解糖尿病相关的知识,使患者消除否定、怀疑、拒绝的心理,并积极主动地配合治疗。

(2)有轻视、麻痹心理的患者,应耐心地向患者讲解不重视治疗的后果及各种并发症的严重危害,使患者积极地配合治疗。

(3)指导患者学习糖尿病自我管理的知识,帮助患者树立战胜疾病的信心,使患者逐渐消除上述心理。

(4)寻求社会支持,动员糖尿病患者的亲友学习糖尿病相关知识,理解糖尿病患者的困境,全面支持患者。

第四节 肥 胖 症

肥胖症指体内脂肪堆积过多和(或)分布异常、体重增加,是包括遗传和环境因素在内的多种因素相互作用所引起的慢性代谢性疾病。肥胖症分单纯性肥胖症和继发性肥胖症两大类。临床上无明显内分泌及代谢性病因所致的肥胖症,称单纯性肥胖症。若作为某些疾病的临床表现之一,称为继发性肥胖症,约占肥胖症的1%。据估计,在西方国家成年人中,约有半数人超重和肥胖。我国肥胖症患病率也迅速上升,据《中国居民营养与健康现状》中报道,我国成人超重率为22.8%,肥胖率为7.1%。肥胖症已成为重要的世界性健康问题之一。

一、病因与发病机制

病因未明,被认为是包括遗传和环境因素在内的多种因素相互作用的结果。总的来说,脂肪的积聚是由于摄入的能量超过消耗的能量。

(一)遗传因素

肥胖症有家族聚集倾向,但遗传基础未明,也不能排除共同饮食、活动习惯的影响。

(二)中枢神经系统

体重受神经系统和内分泌系统双重调节,最终影响能量摄取和消耗的效应器官而发挥作用。

(三)内分泌系统

肥胖症患者均存在血中胰岛素升高,高胰岛素血症可引起多食和肥胖。

(四)环境因素

通过饮食习惯和生活方式的改变,如坐位生活方式、体育运动少、体力活动不足使能量消耗减少、进食多、喜甜食或油腻食物,使摄入能量增多。

(五)其他因素

1.与棕色脂肪组织(BAT)功能异常有关

可能由于棕色脂肪组织产热代谢功能低下,使能量消耗减少。

2.肥胖症与生长因素有关

幼年起病者多为增生型或增生肥大型,肥胖程度较重,且不易控制;成年起病者多为肥大型。

3.调定点说

肥胖者的调定点较高,具体机制仍未明了。

二、临床表现

肥胖症可见于任何年龄,女性较多见。多有进食过多和(或)运动不足,肥胖家族史。引起肥胖症的病因不同,其临床表现也不相同。

(一)体型变化

脂肪堆积是肥胖的基本表现。脂肪组织分布存在性别差异,通常男性型主要分布在腰部以上,以颈项部、躯干部为主,称为苹果型。女性型主要分布在腰部以下,以下腹部、臀部、大腿部为主,称为梨型。

(二)心血管疾病

肥胖患者血容量、心排血量均较非肥胖者增加而加重心脏负担,引起左心室肥厚、扩大;心肌脂肪沉积导致心肌劳损,易发生心力衰竭。由于静脉回流障碍,患者易发生下肢静脉曲张、栓塞性静脉炎和静脉血栓形成。

(三)内分泌与代谢紊乱

常有高胰岛素血症、动脉粥样硬化、冠心病等,且糖尿病发生率明显高于非肥胖者。

(四)消化系统疾病

胆石症、胆囊炎发病率高,慢性消化不良、脂肪肝、轻至中度肝功能异常较常见。

(五)呼吸系统疾病

由于胸壁肥厚,腹部脂肪堆积,使腹内压增高、横膈升高而降低肺活量,引起呼吸困难。严重者导致缺氧、发绀、高碳酸血症,可发生肺动脉高压和心力衰竭。

还可引起睡眠呼吸暂停综合征及睡眠窒息。

(六)其他

恶性肿瘤发生率升高,如女性子宫内膜癌、乳腺癌;男性结肠癌、直肠癌、前列腺癌发生率均升高。因长期负重易发生腰背及关节疼痛。皮肤皱褶易发生皮炎、擦烂、并发化脓性或真菌感染。

三、医学检查

肥胖症的评估包括测量身体肥胖程度、体脂总量和脂肪分布,其中后者对预测心血管疾病危险性更为准确。常用测量方法如下。

(一)体重指数(BMI)

测量身体肥胖程度,BMI＝体重(kg)/身长(m)^2,是诊断肥胖症最重要的指标。我国成年人 BMI 值≥24 为超重,≥28 为肥胖。

(二)腰围(WC)

目前认为测定腰围更为简单可靠,是诊断腹部脂肪积聚最重要的临床指标。WHO 建议男性 WC＞94 cm、女性 WC＞80 cm 为肥胖。中国肥胖问题工作组建议,我国成年男性 WC ≥85 cm、女性 WC≥80 cm 为腹部脂肪积蓄的诊断界限。

(三)腰臀比(WHR)

反映脂肪分布。腰围测量髂前上棘和第 12 肋下缘连线的中点水平,臀围测量环绕臀部的骨盆最突出点的周径。正常成人 WHR 男性＜0.90,女性＜0.85,超过此值为中央性(又称腹内型或内脏型)肥胖。

(四)CT 或 MRI

计算皮下脂肪厚度或内脏脂肪量。

(五)其他

身体密度测量法、生物电阻抗测定法、双能 X 线(DEXA)吸收法测定体脂总量等。

四、诊断要点

目前国内外尚未统一。根据病史、临床表现和判断指标即可诊断。在确定肥胖后,应鉴别单纯性或继发性肥胖症,并注意肥胖症并非单纯体重增加。

五、治疗

治疗要点:减少热量摄取、增加热量消耗。

(一)行为治疗

教育患者采取健康的生活方式,改变饮食和运动习惯,并自觉地长期坚持。

(二)营养治疗

控制总进食量,采用低热卡、低脂肪饮食。对肥胖患者应制订能为之接受、长期坚持下去的个体化饮食方案,使体重逐渐减轻到适当水平,再继续维持。

(三)体力活动和体育运动

体力活动和体育运动与医学营养治疗相结合,并长期坚持,尽量创造多活动的机会、减少静坐时间,鼓励多步行。运动方式和运动量应适合患者具体情况,注意循序渐进,有心血管并发症和肺功能不好的患者必须更为慎重。

(四)药物治疗

长期用药可能产生药物不良反应及耐药性,因而选择药物必须十分慎重,减重药物应根据患者个体情况在医师指导下应用。

(五)外科治疗

外科治疗仅用于重度肥胖、减重失败、又有能通过体重减轻而改善的严重并发症者。对伴有糖尿病、高血压和心肺功能疾病的患者应给予相应监测和处理。可选择使用吸脂术、切脂术和各种减少食物吸收的手术,如空肠回肠分流术、胃气囊术、小胃手术或垂直结扎胃成形术等。

(六)继发性肥胖

应针对病因进行治疗。

六、护理诊断

(一)营养失调

高于机体需要量与能量摄入和消耗失衡有关。

(二)身体形像紊乱

身体形像紊乱与肥胖对身体外形的影响有关。

(三)有感染的危险

与机体抵抗力下降有关。

七、护理措施

(一)安全与舒适管理

肥胖症患者的体育锻炼应长期坚持,并提倡进行有氧运动,包括散步、慢跑、游泳、跳舞、太极拳、球类活动等,运动方式根据年龄、性别、体力、病情及有无并发症等情况确定。

1.评估患者的运动能力和喜好

帮助患者制定每天活动计划并鼓励实施,避免运动过度和过猛。

2.指导患者固定每天运动的时间

每次运动 30～60 分钟,包括前后 10 分钟的热身及整理运动,持续运动 20 分钟左右。如出现头昏、眩晕、胸闷或胸痛、呼吸困难、恶心、丧失肌肉控制能力等应停止活动。

(二)饮食护理

1.评估

评估患者肥胖症的发病原因,仔细询问患者单位时间内体重增加的情况,饮食习惯,了解患者每天进餐量及次数,进食后感觉和消化吸收情况,排便习惯。有无气急、行动困难、腰痛、便秘、怕热、多汗、头晕、心悸等伴随症状及其程度。是否存在影响摄食行为的精神心理因素。

2.制定饮食计划和目标

与患者共同制定适宜的饮食计划和减轻体重的具体目标,饮食计划应为患者能接受并长期坚持的个体化方案,护士应监督和检查计划执行情况,使体重逐渐减轻(每周降低0.5～1 kg)直到理想水平并保持。

(1)热量的摄入:采用低热量、低脂肪饮食,控制每天总热量的摄入。

(2)采用混合的平衡饮食,合理分配营养比例,进食平衡饮食:饮食中蛋白质占总热量的15％～20％,碳水化合物占 50％～55％,脂肪占 30％以下。

(3)合理搭配饮食:饮食包含适量优质蛋白质、复合糖类(如谷类)、足量的新鲜蔬菜(400～500 g/d)和水果(100～200 g/d)、适量维生素及微量营养素。

(4)养成良好的饮食习惯:少食多餐、细嚼慢咽、蒸煮替代煎炸、粗细搭配、少脂肪多蔬菜、多饮水、停止夜食及饮酒、控制情绪化饮食。

(三)疾病监测

定期评估患者营养状况和体重的控制情况,观察生命体征、睡眠、皮肤状况,动态观察实验室有关检查的变化。注意热量摄入过低可引起衰弱、脱发、抑郁、甚至心律失常,应严密观察并及时按医嘱处理。对于焦虑的患者,应观察焦虑感减轻的程度,有无焦虑的行为和语言表现;对于活动无耐力的患者,应观察活动耐力是否逐渐增加,能否耐受日常活动和一般性运动。

(四)用药护理

对使用药物辅助减肥者,应指导患者正确服用,并观察和处理药物的不良反应:①服用西布曲明患者可出现头痛、口干、畏食、失眠、便秘、心率加快,血压轻度升高等不良反应,故禁用于冠心病、充血性心力衰竭、心律失常和脑卒中的患者。②奥利司他主要不良反应为胃肠胀气、大便次数增多和脂肪便。由于粪便中含有脂肪多而呈烂便、脂肪泻、恶臭,肛门常有脂滴溢出而容易污染内裤,应指导患者及时更换,并注意肛周皮肤护理。

(五)心理护理

鼓励患者表达自己的感受;与患者讨论疾病的治疗及预后,增加战胜疾病的信心;鼓励患者自身修饰;加强自身修养,提高自身的内在气质;及时发现患者情绪问题,及时疏导,严重者建议心理专科治疗。

八、健康指导

(一)预防疾病

加强患者的健康教育,特别是有肥胖家族史的儿童,妇女产后及绝经期,男性中年以上或病后恢复期尤应注意。说明肥胖对健康的危害,使其了解肥胖症与心血管疾病、高血压、糖尿病、血脂异常等密切相关。告知肥胖患者体重减轻5%～10%,就能明显改善以上与肥胖相关的心血管病危险因素以及并发症。

(二)管理疾病

向患者宣讲饮食、运动对减轻体重及健康的重要性,指导患者坚持运动,并养成良好的进食习惯。

(三)康复指导

运动要循序渐进并持之以恒,避免运动过度或过猛,避免单独运动;患者运动期间,不要过于严格控制饮食;运动时注意安全,运动时有家属陪伴。

第五节 痛 风

痛风是由于单钠尿酸盐沉积在骨关节、肾脏和皮下等部位,引发的急、慢性炎症与组织损伤,与嘌呤代谢紊乱和(或)尿酸排泄减少所导致的高尿酸血症直接相关。其临床特点为高尿酸血症、反复发作的痛风性急性关节炎、间质性肾炎和痛风石形成,严重者可导致关节畸形及功能障碍,常伴有尿酸性尿路结石。根据病因可分为原发性及继发性两大类,其中原发性痛风占绝大多数。

一、病因与发病机制

由于地域、民族、饮食习惯的不同,高尿酸血症的发病率也明显不同。其中原发性痛风属遗传性疾病,由先天性嘌呤代谢障碍所致,多数有阳性家族史。继发性痛风可由肾病、血液病、药物及高嘌呤食物等多种原因引起。

(一)高尿酸血症的形成

痛风的生化标志是高尿酸血症。尿酸是嘌呤代谢的终产物,血尿酸的平衡取决于嘌呤的生成和排泄。高尿酸血症的形成原因:①尿酸生成过多。当嘌呤核苷酸代谢酶缺陷和(或)功能异常时,引起嘌呤合成增加,尿酸升高,这类患者在原发性痛风中不足 20%。②肾对尿酸排泄减少。这是引起高尿酸血症的重要因素,在原发性痛风中 80%～90% 的个体有尿酸排泄障碍。事实上尿酸的排泄减少和生成增加常是伴发的。

(二)痛风的发生

高尿酸血症只有 5%～15% 发生痛风,部分患者的高尿酸血症可持续终生但却无痛风性关节炎发作。当血尿酸浓度过高或在酸性环境下,尿酸可析出结晶,沉积在骨关节、肾脏及皮下组织等,引起痛风性关节炎、痛风肾及痛风石等。

二、临床表现

痛风多见于 40 岁以上的男性,女性多在绝经期后发病,近年发病有年轻化趋势,常有家族遗传史。

(一)无症状期

本期突出的特点为仅有血尿酸持续性或波动性升高,无任何临床表现。一般从无症状的高尿酸血症发展至临床痛风需要数年,有些甚至可以终生不出现症状。

(二)急性关节炎期

急性关节炎期常于夜间突然起病,并可因疼痛而惊醒。初次发病往往为单一关节受累,继而累及多个关节。以第一跖趾关节为好发部位,其次为足、踝、跟、膝、腕、指和肘。症状一般在数小时内进展至高峰,受累关节及周围软组织呈暗红色,明显肿胀,局部发热,疼痛剧烈,常有关节活动受限,大关节受累时伴有关节腔积液。可伴有体温升高、头痛等症状。

(三)痛风石及慢性关节炎期

痛风石是痛风的特征性临床表现,典型部位在耳郭,也可见于反复发作的关节周围。外观为大小不一、隆起的黄白色赘生物,表面菲薄,破溃后排出白色豆渣样尿酸盐结晶,很少引起继发感染。关节内大量沉积的痛风石可导致骨质破坏、关节周围组织纤维化及继发退行性改变等,临床表现为持续的关节肿痛、畸形、关节功能障碍等。

(四)肾脏改变

肾脏改变主要表现在两个方面。①痛风性肾病:早期表现为尿浓缩功能下降,可出现夜尿增多、低分子蛋白尿和镜下血尿等。晚期发展为慢性肾功能不全、高血压、水肿、贫血等。少数患者表现为急性肾衰竭,出现少尿甚至无尿,尿中可见大量尿酸晶体。②尿酸性肾石病:有 $10\% \sim 25\%$ 的痛风患者出现肾尿酸结石。较小者呈细小泥沙样结石并可随尿液排出,较大的结石常引起肾绞痛、血尿、排尿困难及肾盂肾炎等。

三、辅助检查

(一)尿尿酸测定

经过 5 天限制嘌呤饮食后,24 小时尿尿酸排泄量超过 3.57 mmol,即可认为尿酸生成增多。

(二)血尿酸测定

男性血尿酸正常值为 $208 \sim 416\ \mu mol/L$;女性为 $149 \sim 358\ \mu mol/L$,绝经后接近男性。男性及绝经期后女性血尿酸>420 $\mu mol/L$,绝经前女性>350 $\mu mol/L$,可诊断为高尿酸血症。

(三)滑囊液或痛风石内容物检查

偏振光显微镜下可见双折光的针形尿酸盐结晶。

(四)X 线检查

急性关节炎期可见非特异性软组织肿胀;慢性关节炎期可见软骨缘破坏,关节面不规则,特征性变化为穿凿样、虫蚀样圆形或弧形的骨质透亮缺损。

(五)CT 与 MRI

CT 扫描受损部位可见不均匀的斑点状高密度痛风石影像;MRI 的 T_1 和 T_2 加权图像呈斑点状低信号。

四、治疗要点

痛风防治原则:控制高尿酸血症,预防尿酸盐沉积;控制急性关节炎发作;预防尿酸结石形成和肾功能损害。

(一)无症状期的处理

一般无需药物治疗,积极寻找病因及相关因素。如一些利尿剂、体重增加、饮酒、高血压、血脂异常等。适当调整生活方式,以减低血尿酸水平。此期的患者需定期监测血尿酸水平。

(二)急性关节炎期的治疗

此期治疗目的是迅速终止关节炎发作。①非甾体抗炎药:为急性痛风关节炎的一线药物,代表药物有吲哚美辛、双氯芬酸、依托考昔。②秋水仙碱:为痛风急性关节炎期治疗的传统药物,其机制是抑制致炎因子释放,对控制痛风急性发作具有非常显著的疗效,但不良反应较大。③糖皮质激素:上述两类药无效或禁忌时用,一般尽量不用。

(三)间歇期及慢性关节炎期的治疗

主要治疗目的是降低血尿酸水平。抑制尿酸合成的药物有别嘌醇;促进尿酸排泄的药物有丙磺舒、磺吡酮、苯溴马隆等;碱性药物有碳酸氢钠,目的是碱化尿液。

(四)继发性痛风的治疗

除治疗原发病外,对于痛风的治疗原则同前面阐述。

五、护理措施

(一)一般护理

改变生活方式,饮食应以低嘌呤食物为主,鼓励多饮水,每天饮水量至少在 1 500 mL,最好＞2 000 mL。限制烟酒,坚持运动和控制体重等。

(二)病情观察

观察关节疼痛的部位、性质、间隔时间等。观察受累关节红肿热痛的变化和功能障碍。观察有无过度疲劳、受凉、潮湿、饮酒、饱餐、精神紧张、关节扭伤等诱发因素。有无痛风石体征,结石的部位,有无溃破,有无症状。观察药物疗效及不良反应,及时反馈给医师,调整用药。卧床患者做好口腔、皮肤护理,预防压疮发生。观察患者体温的变化,有无发热。监测血尿酸、尿尿酸、肾功能的变化。

(三)关节疼痛的护理

急性发作时应卧床休息,抬高患肢,避免受累关节负重。也可在病床上安放支架支托盖被,减少患部受压。也可给予25%硫酸镁于受累关节处湿敷,消除关节的肿胀和疼痛。如痛风石溃破,则要注意保持受损部位的清洁,避免发生感染。

(四)用药护理

指导患者正确用药,观察药物的疗效,及时发现不良反应并反馈给医师,给予处理。

1.秋水仙碱

口服给药常有胃肠道反应,若患者一开始口服即出现恶心、呕吐、水样腹泻等严重的消化道反应,可静脉给药。但是静脉给药可能发生严重的不良反应,如肝损害、骨髓抑制、弥散性血管内凝血、脱发、肾衰竭、癫痫样发作甚至死亡。应用时要密切观察患者状态,一旦出现不良反应立即停药。此外静脉给药时要特别注意切勿外漏,以免引起组织坏死。

2.非甾体抗炎药

要注意有无活动性消化道溃疡或消化道出血的发生。

3.别嘌醇

除有可能出现皮疹、发热、胃肠道反应外,还可能出现肝损害、骨髓抑制等,要密切关注。对于肾功能不全者,使用别嘌醇宜减量。

4.丙磺舒、磺吡酮、苯溴马隆

可能出现皮疹、发热、胃肠道反应等。

5.糖皮质激素

要观察其疗效,是否出现"反跳"现象。

(五)健康指导

给予患者健康指导及心理指导,讲解疾病相关知识,提高患者防病治病的意识,提高治疗依从性。

(1)培养良好的生活习惯,肥胖的患者要减轻体重,避免劳累、受凉、感染、外伤等诱发因素。

(2)限制进食高嘌呤食物,多饮水,尤其是碱性水,多食碱性食物,有助于尿酸的排出。

(3)适度活动与保护关节:急性期避免运动。运动后疼痛超过1小时,则暂时停止此项运动。不要长时间持续进行重体力劳动或工作,可选择交替完成轻、重不同的工作。不时改变姿势,使受累关节保持舒适,若局部红肿,应尽可能避免活动。

(4)促进局部血液循环,可通过局部按摩、泡热水澡等促进局部血液循环,避免尿酸盐结晶形成。

(5)自我观察病情,如经常用手触摸耳郭及手足关节,检查是否有痛风石形成。

(6)定期复查血尿酸及门诊随访。

参考文献

[1] 刘红.实用护理学精要[M].开封:河南大学出版社,2020.

[2] 魏晓莉.医学护理技术与护理常规[M].长春:吉林科学技术出版社,2019.

[3] 任潇勤.临床实用护理技术与常见病护理[M].昆明:云南科技出版社,2020.

[4] 白彦红.实用临床护理规范[M].长春:吉林科学技术出版社,2019.

[5] 张兆云.新编临床护理学研究[M].北京:中国纺织出版社,2020.

[6] 赵玉洁.常见疾病护理实践[M].北京:科学技术文献出版社,2019.

[7] 李美娟.现代临床常见病护理学[M].昆明:云南科技出版社,2020.

[8] 姜永杰.常见疾病临床护理[M].长春:吉林科学技术出版社,2019.

[9] 孙淑华.现代临床护理规范[M].北京:科学技术文献出版社,2019.

[10] 黄方.新编临床护理学[M].北京:科学技术文献出版社,2021.

[11] 窦超.临床护理规范与护理管理[M].北京:科学技术文献出版社,2020.

[12] 王海媛.临床常见病护理[M].长春:吉林科学技术出版社,2019.

[13] 赵云.现代护理学精要[M].西安:陕西科学技术出版社,2021.

[14] 李素霞.心内科临床护理与护理技术[M].沈阳:辽宁科学技术出版社,2020.

[15] 方习红,武丽丽,孙丽.现代神经内科护理[M].长春:吉林科学技术出版社,2019.

[16] 张艳.新编实用临床护理学[M].青岛:中国海洋大学出版社,2021.

[17] 万霞.现代专科护理及护理实践[M].开封:河南大学出版社,2020.

[18] 吴小玲.临床护理基础及专科护理[M].长春:吉林科学技术出版社,2019.

[19] 肖芳,程汝梅,黄海霞,等.护理学理论与护理技能[M].哈尔滨:黑龙江科学技术出版社,2022.

[20] 马芳,梁红敏,白阳娟.护理学临床知识精要[M].昆明:云南科技出版

社,2021.

[21] 叶丹.临床护理常用技术与规范[M].上海:上海交通大学出版社,2020.

[22] 桂莉.现代临床常见疾病护理[M].北京:中国纺织出版社,2019.

[23] 崔珍.实用护理学研究与护理新进展[M].哈尔滨:黑龙江科学技术出版社,2021.

[24] 王林霞.临床常见病的防治与护理[M].北京:中国纺织出版社,2020.

[25] 王维.消化疾病护理与专科实践[M].长春:吉林科学技术出版社,2019.

[26] 宁博.精编实用护理学[M].哈尔滨:黑龙江科学技术出版社,2021.

[27] 王庆秀.内科临床诊疗及护理技术[M].天津:天津科学技术出版社,2020.

[28] 杨青,王国蓉.护理临床推理与决策[M].成都:电子科学技术大学出版社,2022.

[29] 孙彦敏.护理学实践与管理[M].哈尔滨:黑龙江科学技术出版社,2021.

[30] 雷颖.基础护理技术与专科护理实践[M].开封:河南大学出版社,2020.

[31] 张晓艳.临床护理技术与实践[M].成都:四川科学技术出版社,2022.

[32] 王秀梅.精编护理学临床实践[M].哈尔滨:黑龙江科学技术出版社,2021.

[33] 王婷,王美灵,董红岩,等.实用临床护理技术与护理管理[M].北京:科学技术文献出版社,2020.

[34] 任丽,孙守艳,薛丽.常见疾病护理技术与实践研究[M].西安:陕西科学技术出版社,2022.

[35] 张静.新编临床护理学[M].哈尔滨:黑龙江科学技术出版社,2021.

[36] 董海静.基于循证的临床护理路径在老年脑梗死合并高血压患者中的应用[J].中国老年学杂志,2021,41(24):5499-5502.

[37] 李素文,程玉海.临床护理路径在冠心病心绞痛患者中应用效果的 meta 分析[J].中国卫生统计,2021,38(5):716-720.

[38] 吴晓倩,孙茜,宋素萍.人性化护理模式在老年呼吸衰竭患者中的应用[J].中国全科医学,2021,24(S1):210-212.

[39] 戴泳仪,林开学,方黛琪.健康意识理论指导下的护理干预在肾病综合征患者中的应用[J].齐鲁护理杂志,2020,26(15):72-75.

[40] 张军.优质护理干预对甲亢合并糖尿病患者血糖控制及并发症的影响分析[J].中国医药指南,2020,18(3):202.